KB119039

나는 매일 죽음을
준비하고 있습니다

전신암에 걸린 60대 의사가 선택한 삶과 죽음의 방식

나는 매일 죽음을
준비하고 있습니다

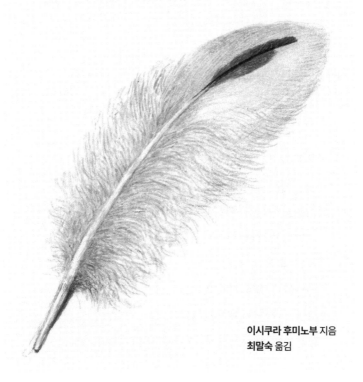

이시쿠라 후미노부 지음
최말숙 옮김

위즈덤하우스

차례

1장 전신암과 함께 살아가다

마치며

전신암과 함께 살아가다

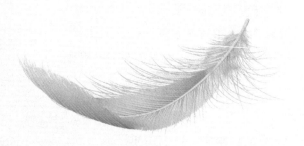

모든 것을 지금 당장 알려고 하는 것은 무리다.

눈이 녹으면 보일 것이다.

_괴테

전립선에서 발견된 암이
전신으로 퍼지다

최근 들어 신종 코로나 바이러스가 널리 퍼지면서 고령자들은 생명의 위협을 받고 있습니다. 사사로운 이야기를 하자면 코로나 바이러스 외에도 제 남은 삶에 대해 생각하게 된 계기가 있었습니다.

2019년 말부터 몸 상태가 심상치 않아 여러 가지 검사를 받았습니다. 2020년 2월 하순에 전립선에서 암이 발견되어 정밀 검사를 받은 결과 암이 온몸의 뼈에도 전이된 사실을 알게 되었습니다. 암이 전신으로 퍼져 수술이 불가능한 상태였기에 호르몬 요법을 받을 수밖에 없었습니다.

치료를 시작하기 전에는 몸이 몹시 쇠약한 상태였는데 다행히도 치료 효과가 있었는지 지금은 보통의 삶을 살고 있습니다. 암이 뼈까지 전이되었지만 일주일에 세 번 정도 테니스도 즐깁니다. 고위험 암을 앓고 있지만 앞으로 몇 년은 더 살 수 있을 거라 생각하고 차근히 죽음을 준비하고 있습니다.

저에게는 암도 치명적인 병이지만 치료를 위해 스테로이드를 복용하고 있기 때문에 코로나 바이러스에 감염되면 꽤 힘든 상황이 되리라 봅니다. 그래서 '집중 치료 양보 카드'를 작성해 코로나 치료에 필요한 인공호흡기 등이 부족할 때는 젊은 사람들에게 양보한다는 의사를 밝혔습니다.

제가 암 환자라서 죽음에 대한 이야기를 한다고 여기는 분들도 있겠지만 예전부터 어떻게 살고 어떻게 죽을 것인가에 대해 종교인, 사회학자, 철학자들과 많은 의견을 나눴습니다.

죽음에 대해 생각하게 된 이유는 7년 전에 대장암으로 고생하다 세상을 떠난 치쿠시조가쿠엔대학의 전 학장이자 사회학자인 오무라 에이쇼(大村英昭) 선생 때문입니다. 친분이 있던 오무라 선생에게서 연락이 온 것은 그가 생을 마감하기 5년 전의 일입니다. 몸이 아파 병원에 갔더니 대장암 말기 진단을 내리더라는 것입니다. 그 소식을 접한 후 오무라 선생의 업적을 정리하기 위해 동료 연구자들과 수차례 연구회를 열었습니다. 1년을 넘기기 힘들다는 시한부 선고를 받았지만 5년이라는 세월을 꿋꿋하게 버텼습니다.

오무라 선생은 늘 '멋지게 죽는 법'에 대해 말하곤 했습니다. 어떻게 죽음을 맞이할 것인가를 고민하지 않으면 잘 살아갈 수 없다는 것이 그의 근본적인 생각입니다. 오무라 선생과 여러 저명한 학자들을 모시고 '어떻게 살고 어떻게 죽을 것인가'에 관한 연구회를 열었습니다. 그 덕분에 '죽음'에 대한 공포심이 많이 사그라들었습니다.

나이가 들어 가장 두려운 병은 치매입니다. 치매로 죽지는 않겠지만 치매에 걸려서 이상한 소리를 내거나 폭력을 휘두르거나 배회를 하거나 해서 가족에게 폐를 끼치지는 않을까 늘 불안합니다. 그래서 둘 중 고르자면 치매보다는 차라리 암으로 죽는 게 낫다고 생각했었습니다. 전립선 암 진단을 받기 전부터 '암에 걸려 치료를 받는 중에 합병증으로 폐렴이 오면 가장 좋다'고 공언했을 정도입니다.

조금 이른 감이 있지만 소원이 이루어진 듯합니다. 전립 선암의 경우 치료 효과가 있다면 어느 정도 암의 진행을 막을 수 있습니다. 제 몸에 암이라는 시한폭탄이 장치되기는 했지만 저에게 남은 시간이 있다는 것만으로도 위안이 됩니다. 특히 코로나 바이러스로 인해 생명의 위협을 느끼는 때인 만큼 삶의 의미와 죽음을 맞이하는 방법에 대해 더 진지하게 고민하게 되었습니다.

저 또한 죽음을 경험한 적은 없기에 사후 세계에 대해서는 할 말이 없습니다. 다만 젊었을 때는 순환기내과 응급실 전담 의사로 활동한 경험이 있고 현재는 부부, 가족 상담을 해주는 심료내과(마음의 문제로 생기는 신체의 질병을 치료하는 진료 과목-옮긴이) 전문의로 활동하고 있습니다. 그리고 임상 경험을 쌓는 동안에도 많은 환자를 돌봤습니다.

고령자의 삶과 죽음에 대해서는 저마다 생각이 다르므

로 정답은 없습니다. 다만 이 책에서는 완곡한 표현은 쓰고 싶지 않기에 불쾌감을 느끼는 분들도 있겠지만 부디 너른 마음으로 이해해주기를 바랍니다.

앞으로 3년을 살 수 있다면
더 바랄 게 없다

책 서두에 밝혔듯이 전립선에서 발견된 암이 온몸의 뼈로 전이된 상태입니다. 2020년 봄부터 호르몬 치료를 받고 있는데 치료가 순조롭게 진행되어 앞으로 몇 년은 더 살 수 있다고 추측합니다.

하지만 갑자기 약이 듣지 않는다거나 암세포가 변이를 일으킨다거나 하면 제 추측은 완전히 빗나갈 수 있습니다. 만약 코로나 바이러스에 감염되면 나이로 보나 몸 상태로 보나 중증화될 가능성이 높습니다. 다시 말해 언제 끊어질지 모르는 목숨이라는 것입니다.

많은 고령자가 저와 같은 처지에 놓여 있는 것은 아닐까요? 구체적인 병명이 없기에 괜찮을 거라며 안심하고 있을 뿐이라고 봅니다. 암을 예방하고 조기에 발견하기 위해서라도 제 경험을 널리 알리고 싶습니다.

자각증상을 느낀 때는 2019년 말입니다. 자각증상이라고 해봤자 몸이 나른하고 쉽게 피로감을 느끼는 정도고 통증이나 불쾌감은 없었습니다. 당시 저는 전국을 돌며 한 달에 10회 정도 강연을 했습니다. 제가 근무하는 병원에서 검사받을 기회도 있었지만 피로감 외에는 별다른 증상이 없어 몸 상태를 지켜보고 있었습니다.

연말이 되자 피로감이 너무 심해지고 식욕이 급격히 떨어지면서 체중이 7킬로그램이나 빠져 혈액 검사를 받았습니다. 그 결과 뼈에 이상이 발견되었습니다. 예삿일이 아니라고 판단한 저는 해가 바뀐 2020년 2월에 전신 CT 검사를 받았습니다. 바로 나온 결과를 직접 확인했더니 폐, 간, 소화기관 등에는 이상 병변이 발견되지 않았습니다.

그러나 3일 후에 담당 의사로부터 전화를 받았는데 방

사선과 의사의 소견으로는 전립선에서 암이 발견되었고 뼈에도 전이되었다는 것입니다. 서둘러 아는 의사에게 연락했더니 바로 진찰을 해주었습니다. 세포를 확인하기 위해 하루 입원해서 전신 검사도 받았습니다. 여담이지만 입원한 다음 날도 진료를 봐야 했기에 아침 8시에 퇴원하고 9시부터 환자를 진찰했습니다.

검사 결과 전립선암 지표인 PSA(Prostate Specific Antigen, 전립선 특이 항원) 수치가 2,000ng/mL(밀리리터당 나노그램)를 넘었습니다. PSA 수치가 5ng/mL 이상이면 전립선암을 의심하게 되므로 2,000ng/mL는 매우 높은 수치입니다. MRI 상에는 암세포가 방광까지 침투해 있었습니다. 그리고 방사성 동위원소를 주사하는 뼈 스캔 검사를 실시했더니 암이 온몸의 뼈에 전이된 상태였습니다.

보통은 뼈에 전이된 암세포가 여기저기 흩어져 있는데 저의 경우는 온몸의 뼈를 뒤덮은 상황이었습니다. 조직 검사 결과 전립선암의 악성도를 나타내는 '글리슨 점수(Gleason Score)'가 8점이었습니다(최저 점수가 2점이고 최고 점수는 10점. 점수가 높을수록 악성도도 높습니다). 정밀 검사 후 수술이나 방사선

17

치료가 불가능한 4기암 판정을 받았습니다. 그래서 호르몬 요법 외에는 달리 치료 방법이 없었습니다.

주치의의 방침에 따라 호르몬 요법을 받기로 했습니다. 호르몬 요법은 남성 호르몬 분비를 억제해 전립선 암세포의 증식을 막는 치료법입니다. 호르몬 요법에는 두 가지 치료법이 있는데 하나는 '류프로렐린(Leuprorelin)'이라는 치료제를 주사하는 것입니다. 이 치료법은 뇌하수체에 작용해 '남성 호르몬을 만들라'고 명령하는 호르몬을 방해합니다. 다른 하나는 남성 호르몬을 생산하는 정소 등의 기관에 작용해 남성 호르몬 분비를 차단하는 치료제를 복용하는 것입니다. 이 두 가지 치료법으로 남성 호르몬 분비를 억제할 수 있습니다.

최근에는 '자이티카(Zytiga)'라는 치료제가 새롭게 나왔는데 이 치료제의 장점은 정소뿐만 아니라 다른 기관에서 만들어지는 남성 호르몬도 억제한다는 것입니다. 남성 호르몬이 부족해지면 암세포가 스스로 남성 호르몬을 만드는 어이없는 일이 발생합니다.

기존의 치료제는 이를 막을 수 없었지만 지금 제가 복

용하고 있는 치료제는 암세포가 남성 호르몬을 만들지 못하게 합니다. 그러나 부신에서 만들어지는 부신피질호르몬(스테로이드)의 분비 또한 억제하기 때문에 프레드니솔론(Prednisolone)이라는 스테로이드 계열의 약을 동시에 복용해야 합니다.

암이 뼈에 전이되어 칼슘이 부족해질 수 있기에 칼슘 보충제도 복용하고 있습니다. 한 달에 한 번 주사를 맞고 세 가지 약을 꾸준히 복용하고 있는데 약물 부작용도 전혀 없고 몸 상태도 좋아지고 있습니다.

치료 한 달 후 PSA 수치는 60ng/mL 정도로 나왔고 지금은 정상 수치에 가까운 4ng/mL까지 떨어졌습니다. 치료 6개월 후에 CT 검사를 실시한 결과 전립선암의 크기가 작아졌고 방광에 침투한 암도 조금 작아졌습니다. 하지만 PSA 수치가 0.01ng/mL 이하로 떨어질 때까지는 안심할 수 없습니다.

호르몬 치료는 암세포를 죽이는 치료가 아니라 증식을 막는 치료이기에 암세포가 다시 증식할 수도 있습니다. 최근에 발표된 논문에 따르면 호르몬 치료를 받는 암 환자 2명 중 1명이 3~5년 생존한다고 합니다. 앞으로 3년을 살 수 있다면 더는 바랄 게 없습니다.

말기 암으로 진행될 때까지 알아채지 못한 이유는 전립선암이 발생하기 쉬운 나이가 되어서도 PSA 수치를 점검하지 않았기 때문입니다. 주치의에 따르면 전립선암이 온몸으로 전이되는 데에는 몇 년이 걸린다고 합니다. '미리 PSA 수치를 점검했더라면 암이 전신으로 퍼지지는 않았을 텐데'라는 때늦은 후회를 해봅니다.

전립선암은 전립선 외부로 퍼지므로 배뇨에 미치는 영향이 적다고 합니다. 그렇기 때문에 초기에는 거의 자각증상이 없습니다. 자각증상이 나타날 때는 이미 상당히 진행되었을 가능성이 높기에 60세가 넘으면 건강검진 시 PSA 수치를 점검하는 것이 좋습니다. 참고로 전립선암은 조기에 발견하면 비교적 예후가 좋은 암입니다.

언제 죽어도 괜찮다는
말은 진심일까?

이상적인 삶은 건강하게 오래 사는 것입니다. 아무리 의학이 발달해도 노화를 막을 수는 없습니다. 나이가 들면 몸은 건강하더라도 뇌의 인지 기능은 저하되므로 평소에 어떻게 삶의 마지막을 맞이할지 생각해보는 것은 어떨까요?

제가 두려운 것은 자신의 삶을 통제할 수 없게 되는 것입니다. 병에 걸려 임종을 한두 달 앞둔 상태라면 누군가의 도움을 받아야겠지만 몸은 건강한데 치매에 걸린다면 간병 기간이 길어질 수 있습니다. 그래서 치매만큼은 걸리고 싶지 않습니다.

제가 근무하는 병원에는 비교적 건강한 고령자들이 찾아옵니다. 건강하다고는 해도 심근경색이나 동맥 류 등의 질병으로 죽을 고비를 넘긴 분들입니다. 요즘은 이런 위중한 질병도 치료만 제때 이루어지면 후유증이 적어 큰 문제없이 살아갈 수 있습니다. 병이 재발하지 않도록 콜레스테롤, 혈당, 혈압 등을 잘 관리하는 것이 무엇보다 중요합니다.

　80세 전후가 되면 운동량은 떨어지는 데 비해 식욕은 그대로 유지됩니다. 그렇기 때문에 자칫 잘못하면 콜레스테롤이나 혈당 수치가 높아집니다. 나이 많은 분들에게 식단을 엄격하게 관리하라는 말은 가혹할 수 있지만 재발을 막기 위해서는 달리 방법이 없습니다.

　그러나 식단 관리를 하라고 귀에 못이 박히도록 말해도 "이 나이에 식단 관리를 해서 뭐하게요? 언제 죽어도 여한이 없는데"라고 말하는 환자가 많습니다. 코로나 바이러스가 만연한 요즘에도 이런 환자들이 정기적으로 병원에 옵니다. 언제 죽어도 여한이 없다고 말하면서 병원에 오면 코로나에 걸릴 가능성이 높으니 3개월 치 약을 한꺼번에 처방해달라고 합니다.

담당 의사로서 뭐라 말할 수 없는 복잡한 심정인데 과연 '언제 죽어도 괜찮다'는 말은 진심일까요? 순환기 계통 질환이나 당뇨병 등을 앓고 있거나 비만인 사람이 코로나 바이러스에 감염되면 중증으로 진행되거나 사망할 가능성이 높습니다. 그래서 저와 같은 의사들이 입이 닳도록 식단 관리를 하라고 말하지만 직접 겪어보지 않으면 그 중요성을 깨닫지 못합니다.

아프고 나서 건강을 챙기기보다는 평소에 건강을 잘 관리해야 합니다. 그리고 만일을 대비해서 어떻게 살고 어떻게 죽을 것인가에 대해 미리 생각해두는 게 좋습니다.

언제 죽어도 괜찮다고 말하는 고령자들 중에는 갑자기 건강이 나빠져 자신의 부모보다 먼저 세상을 떠날까 봐 걱정하는 분들도 있습니다. 역연(逆緣)이란 부모가 먼저 떠난 자식에게 공양하는 것을 말하며 인생에서 가장 슬픈 일 중 하나일 것입니다. 한창 일할 나이의 부모가 어린 자식을 두고 세상을 떠나는 것 또한 슬픈 일이 아닐 수 없습니다.

하지만 초고령 사회로 접어들면서 90세가 넘은 부모보다 70세 전후의 자식이 먼저 세상을 떠나는 일도 드물지 않게 일어납니다. 부모보다 먼저 죽을까 봐 걱정하던 지인은 '언제 죽어도 괜찮다'는 어머니의 말에 아무 생각 없이 맞장구를 쳤다고 합니다. 그 일이 있은 후 어머니는 정신적인 충격을 받아 한동안 눈물로 세월을 보냈다고 합니다.

이처럼 언제 죽어도 괜찮다는 말은 진심이 아닌 듯합니다. 어쩌면 '그런 말 하지 마시고 오래 사세요'라는 말을 기대하는 것은 아닐까요?

제 이야기를 하자면 호르몬 치료가 효과를 보고 있어 평소와 다를 바 없이 지내고 있지만 언제 증상이 악화될지 모릅니다. 그때까지 후회 없는 삶을 살고 싶지만 언제 죽어도 괜찮다는 말은 되도록 하고 싶지 않습니다.

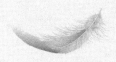

죽음은 빛을 끄는 것이 아니라 새벽이 왔기 때문에 등불
을 끄는 것일 뿐이다.

_라빈드라나트 타고르

남은 생이 얼마인지
아무도 모른다

'당신에게 남은 수명은 몇 년일까?'

건강 정보를 전하는 프로그램에서 자주 다루는 주제 중 하나입니다. 고혈압 등의 생활습관병을 앓고 있는 사람에게 수명이 얼마나 남았는지는 아무리 경험 많은 의사라도 예측할 수 없습니다.

콜레스테롤이나 혈당 수치가 높은 사람이 담배를 피우면 죽상동맥경화증에 걸릴 위험이 높습니다. 만약 죽상동맥경화증만 앓고 있다면 상당히 진행될 때까지 증상이 전혀 없을 수 있습니다. 스트레스 등으로 인해 죽상반(혈관 맨

안쪽 내막에 콜레스테롤이 들러붙어 죽같이 끈적끈적한 덩어리가 되고 그 위에 딱딱한 섬유질이 덮인 상태-옮긴이)이 파열되어 혈액의 흐름이 원활하지 못하면 심근경색의 주요 원인이 됩니다.

죽상동맥경화증이 상당히 진행되었더라도 죽상반이 언제 파열될지는 경험 많은 의사라도 예측하기 힘듭니다. 반대로 초기 단계라고 해도 죽상반이 파열되면 심근경색으로 발전하므로 안심할 수 없습니다.

남은 수명을 예측할 수 있는 질환은 바로 악성 종양입니다. 최근 들어 악성 종양 치료법이 크게 발전하면서 다른 장기로 전이만 되지 않으면 오래 살 수 있게 되었습니다. 악성 종양의 경우 다른 장기로 전이되었느냐가 남은 수명을 결정짓습니다. 경험 많은 의사라면 전이 정도에 따라 앞으로 얼마나 더 살 수 있을지 어느 정도 예측할 수 있습니다.

저는 전립선암이 온몸의 뼈로 전이된 상태이기에 수술이나 방사선 치료는 할 수 없습니다. 그래서 호르몬 치료 외에는 선택의 여지가 없습니다. 호르몬 치료란 호르몬을 보충하는 치료가 아니라 남성 호르몬 분비를 억제하는 치료입니다.

지금은 다양한 치료를 받고 있기 때문에 앞으로 몇 년을 더 살 수 있을지는 주치의도 정확히 알지 못합니다. 그래서 암 진단을 받았을 때 함께 있던 내과 전문의인 큰사위에게 최신 논문을 찾아달라고 부탁했습니다. 최신 논문은 전립선암이 전신으로 전이된 경우 최신 치료법과 기존 치료법 중 어느 것이 더 효과적인지를 연구한 논문입니다.

논문에 따르면 최신 치료법은 치료 후 1년 정도 지나면 기존 치료법보다 생존 확률이 증가한다고 합니다. 그렇다고는 해도 시간이 지날수록 생존할 확률은 낮아질 수밖에 없습니다. 치료 후 4~5년 정도 지나면 생존할 확률은 절반으로 떨어진다고 합니다.

그래서 저에게 남은 수명이 3~5년 정도라고 막연하게 생각하고 있습니다. 하지만 논문에 따르면 1년 이내에 사망하는 사람도 있고 5년 이상 생존하는 사람도 꽤 있다고 합니다. 암 전문의들은 대체로 시간에 따른 생존율을 나타내는 생존 곡선과 환자의 상태를 보면서 '앞으로 수개월' 또는 '앞으로 수년'이라는 시한부 선고를 내린다고 합니다.

평균적인 이야기이기에 예상보다 빨리 죽는 사람도 있

을 것이며 지금보다 더 효과적인 치료법이 개발되어 수명이 연장될 수도 있습니다. 오래 살 거라고 예상했다가도 코로나 바이러스 같은 감염병에 노출되면 언제 죽을지 알 수 없습니다.

저에게 남은 시간이 얼마인지는 알 수 없지만 3~5년 이상 생존할 수 있다면 더 바랄 게 없습니다. 올해로 66세가 되었기에 언제 상태가 악화되어도 괜찮을 만큼의 삶을 살고 싶습니다.

죽음을 준비하면서
새로운 취미도 시작해보자

전립선에서 발견된 암이 온몸의 뼈로 전이되었다는 진단을 받았을 때는 오랫동안 취미로 즐기던 테니스를 잠시 그만둘 수밖에 없었습니다. 일반적인 의학 상식에 따르면 암이 뼈에 전이되면 골절이 쉽게 일어나므로 운동은 가급적 피하는 것이 좋다고 알려져 있습니다.

뼈 전이는 뼈가 어떻게 파괴되느냐에 따라 세 가지로 나눌 수 있습니다. 뼈를 녹여서 약하게 만드는 '골용해형', 뼈가 단단해지는 '골형성형', 이 두 가지가 혼재하는 '혼합형' 이 있습니다.

주치의에게 운동을 해도 되냐고 물었더니 전립선암은 뼈가 덜 파괴되는 '골형성형 전이'를 일으키므로 당연히 해도 된다고 답했습니다. 암 판정을 받은 뒤에도 컨디션에 큰 변화가 없어 테니스를 계속 즐겼습니다. 최근에는 강연 요청이 많이 줄어 시간적 여유도 있었기에 테니스 레슨을 주 3~4회로 늘렸습니다.

동년배들과 테니스 시합을 자주 했는데 세컨드 서브(첫 번째로 넣은 서브가 아웃되었을 때 다시 넣는 서브-옮긴이)가 너무 약한 탓에 역공을 당하기 일쑤였습니다. 그래서 얼마 전부터 공에 회전이 걸리는 슬라이스 서브를 연습하고 있습니다.

연습을 거듭한 결과 어느 정도는 공격당하지 않는 서브를 넣게 되었습니다. 그러던 어느 날 갑자기 팔꿈치에서 통증이 느껴졌습니다. 다행히도 큰 부상은 아니었기에 테이핑을 하면 테니스는 계속할 수 있는 상태였지만 완치되려면 시간이 좀 걸릴 듯합니다. 게다가 저는 공의 궤적이 직선에 가까운 플랫형 스트로크를 구사하는 경우가 많아 공이 자주 엔드 라인을 벗어납니다. 그래서 공에 회전을 거는 기술도 익히고 있습니다.

전립선암 진단을 받은 지 1년 반이 지났습니다. 몸이 더 나빠지지만 않으면 좋겠다고 생각했던데 예상했던 것보다 치료 효과가 좋아서 생명이 조금 더 연장될 수도 있습니다. 지금까지는 일을 하면서 신변을 정리했지만 앞으로는 새로운 취미에 도전해보고 싶습니다.

2020년 10월에 65세가 되면서부터 다양한 서비스를 저렴하게 이용하고 있습니다. 집에서 도보 3분 거리에 있는 시민 수영장도 65세 이상은 월 2,500엔에 이용할 수 있습니다. 매일 간다면 1회에 100엔도 안 되는 금액입니다. 손자가 볼링을 배우고 싶다고 하기에 마땅한 곳을 찾아봤더니 집 주변에 있었습니다. 팔꿈치 상태가 좋아지면 볼링도 배우고 싶습니다. 암에 걸렸다고 우울해하면 면역력이 떨어지므로 취미를 적극적으로 즐기는 것이 좋습니다.

다행히도 며칠 전 검사에서는 전립선암 지표인 PSA 수치가 2,000ng/mL에서 1ng/mL까지 내려갔습니다. 암이 뼈에 전이된 상태에서도 운동을 그만두지 않았기에 좋은 결과가 나온 듯합니다. 운동을 하기 힘든 사람은 모형 만들기나 낚시, 원예, 여행 등을 취미로 즐겨보는 것은 어떨까요?

남은 삶이 얼마나 있는지는 아무도 모릅니다. 그러니 자신을 위해 눈앞의 순간들에 충실할 필요가 있다고 생각합니다.

살쪄서 건강해 보이는
암 환자도 있다

2019년 말부터 몸이 아프고 식욕이 없는 날이 이어졌습니다. 하지만 요청받은 강연이 많았기에 영양가 있는 음식을 억지로 먹으며 버텼습니다. 마지막 강연을 할 때는 요구르트 같은 담백한 음식만 겨우 넘길 수 있었습니다.

컨디션이 너무 안 좋아 이듬해 초부터 제가 근무하는 병원에서 여러 가지 검사를 받았는데 이렇다 할 원인을 찾지 못했습니다. 그러다가 마지막으로 실시한 전신 CT 검사를 통해 전립선암에 걸린 사실을 확인했습니다.

실은 검사 당일에 직접 CT 영상을 확인했습니다. 심장,

간 등의 내장기관은 꼼꼼히 살펴봤으나 전립선과 뼈까지는 미처 확인하지 못했습니다. 그런데 검사 3일 후에 방사선과 의사로부터 전립선암이라는 소견을 전달받았습니다. 역시 전문가는 다르다고 생각했습니다.

암 판정을 받은 뒤 식욕이 급격히 떨어져 체중이 7킬로그램이나 감소했습니다. 저에게 남은 시간이 얼마 없음을 직감했습니다. 3월 초에 정밀 검사를 받기 위해 하루 동안 입원을 하고 난 뒤 호르몬 치료를 시작했습니다. 암이 전신으로 퍼졌기에 수술이나 방사선 치료는 불가능했고 남은 건 호르몬 치료밖에 없었습니다. 암 전문의는 아니지만 '호르몬 치료를 하고도 효과가 없다면 가망이 없다'는 사실은 알고 있었습니다.

전립선암 지표인 PSA 수치는 4.0ng/mL 이하가 정상인데 최초 검사에서는 2,000ng/mL을 넘었고 2021년 여름에 실시한 검사에서는 1.5ng/mL까지 떨어졌습니다. 이 수치를 본 주치의가 '0.01ng/mL을 목표로 삼자'고 제안했는데 0.01이라는 수치는 저에게 너무 버거운 목표로 느껴졌습니다. 최근에 실시한 CT 검사에서 방광에 침투한 암이 조금 작아졌다는 결과가 나왔습니다. 뼈 전이 여부를 확인하기 위해 시행하는 뼈 스캔 검사 결과도 나쁘지 않았습니다.

조금씩 나아지고는 있지만 약효가 언제까지 유지될지 모르기에 한시도 방심할 수 없습니다. 치료제 덕분에 몸은 어느 정도 회복되었지만 문제는 가격입니다. 한 알에 약 3천 엔이나 하는 약을 하루 네 알 복용해야 합니다. 약값을 포함한 한 달 치료비가 50만 엔 정도 되는데 과도한 의료비 부담을 덜어주는 '건강보험한도액적용인정'이라는 제도 덕분에 약 6만 엔만 부담하면 됩니다. 의료비 지원 한도액은 소득 수준에 따라 달라집니다. 경제적으로 힘들지는 않지만 은퇴 후 소득이 줄었기 때문에 이 제도가 생활에 도움이 됩니다. 형편이 어려운 분들에게 좋은 제도라고 생각합니다.

치료 후 컨디션이 회복되면서 입맛이 살짝 돌아온 데다가 코로나 바이러스로부터 몸을 지키기 위해서라도 식사량을 늘리려고 노력했습니다. 치료를 시작하기 전에는 체중이 7킬로그램이나 감소했지만 치료를 받은 지 한 달이 넘은 4월 말에는 체중이 5킬로그램 정도 다시 증가했습니다.

체중 증가 후 받은 정기 검진에서 총 콜레스테롤과 나쁜 콜레스테롤이라고 하는 LDL(Low Density Lipoprotein) 콜레스테롤 수치가 각각 300mg/dL(데시리터당 밀리그램)과 180mg/dL으로 높게 나왔습니다. 게다가 혈당치도 상승하고 당뇨병 지표인 당화혈색소(Hemoglobin A1c) 수치도 7.3퍼센트로 나와 충격을 받았습니다. 근래 들어 종종 가슴이 답답했지만 암에 걸린 탓이라고 여겼습니다. 같이 테니스를 치는 친구에게 얼굴이 동그래졌다는 말도 자주 들었습니다.

　암 치료를 위해 복용하는 스테로이드가 식욕을 높여 혈당과 콜레스테롤 수치를 상승시키는 작용을 하는데 이런 사정을 모르는 지인 중에는 살쪄서 건강해 보인다는 엉뚱한 말을 하는 사람도 있었습니다. 이대로 있다가는 암보다 심근경색이나 뇌졸중으로 쓰러질지도 모른다는 불안감에 다이어트를 시작했습니다. 다이어트를 시작하자 식후에 느꼈던 가슴 답답함이 사라졌습니다. 과식으로 인한 소화 장애임에 틀림없습니다.

　일반적인 상식으로는 암은 소모성 질환이기에 체중이 줄어야 합니다. 당연히 식욕도 떨어집니다. 그래서 밥을 잘

챙겨 먹어야 한다고 생각했는데 이는 잘못된 생각이었습니다. 암이 전신으로 퍼진 상태인데 다이어트를 하지 않으면 안 되는 모순적 상황에 놓여 있는 것입니다. 만약 코로나 바이러스에 감염되면 체력이 필요하므로 어느 정도 체중을 유지하면서 다이어트를 하려고 합니다.

굶는 게
편할 때도 있다

며칠 전에 집에서 노쇠한 노인을 간병하는 여성의 이야기를 다룬 다큐멘터리를 봤습니다. 여성이 딸인지 손녀인지는 알 수 없지만 어린아이까지 돌보느라 바쁜 와중에도 열심히 노인의 식사를 챙겼습니다. 노인은 먹고 싶지 않다며 입을 꾹 다물고 식사를 거부하는데 간병하는 여성은 밥 안 먹으면 죽는다며 억지로 입에 밀어 넣었습니다.

미안한 말이지만 저는 그 방송을 보는 게 너무 괴로웠습니다. 제대로 먹지 못하면 면역력은 떨어지기 마련이고 탄수화물과 수분을 전혀 섭취하지 않으면 일주일도 버티기 힘들 것입니다.

영양 섭취가 불가능한 노인에게 연명을 위해 정맥 주사를 놓거나 코에 튜브를 꽂거나 위 내부에 구멍을 뚫어 튜브 형태의 위루관을 삽입해 영양을 공급하는 행위가 과연 효도일까요? 과연 사랑이라고 할 수 있을까요?

암이 온몸의 뼈로 전이된 사실을 알았을 때는 음식을 먹지 못하는 상태였습니다. 저도 의사고 아내도 의사라서 그런지 어느 누구도 억지로라도 먹으라는 소리는 하지 않았습니다. 그래도 굶을 수는 없기에 국수나 요구르트 같은 부드러운 음식을 먹었습니다.

음식을 먹지 못하는 것이 힘들지는 않았습니다. 음식을 보면 속이 울렁거려 아무것도 먹지 못했지만 배고픔도 느끼지 못했습니다. 그래서인지 두 달 만에 7킬로그램이나 빠졌습니다. 치료를 시작하고 식욕이 돌아와 체중이 10킬로그램 정도 불었는데 처음에는 효과를 보이던 약이 점점 듣지 않게 되었습니다. 다른 치료제를 사용하자 이번에는 식욕이 없어지고 구토 증상이 나타났습니다. 아마 암의 진행도 한몫했을 것입니다.

부드러운 죽이나 국수를 먹으려고 했고 가끔은 식감이 좋은 과자도 먹었습니다. 가족은 음식을 잘 삼키지 못하는 저를 걱정하면서도 특별식을 따로 만들지는 않았습니다. 배고픔을 참을 수 없는 때가 되어서야 삼키기 쉬운 음식을 먹곤 했습니다. 지금은 다음 치료를 기다리고 있는데 이 상태가 상당 기간 지속된다면 수명이 줄어든다는 사실은 알고 있습니다. 그렇다고 억지로 음식을 먹는 것이 나을까요?

저는 굶는 게 차라리 편합니다. 아직 수분은 섭취하고 있기 때문에 죽음이 코앞에 닥친 상황은 아니지만 물마저 삼키지 못하게 되면 정맥 주사를 놓는 등의 연명 치료는 하지 말라고 가족에게 부탁했습니다. 건강한 사람과 다를 바 없는 삶을 살다가 음식도 물도 삼키지 못하게 되면 평온하게 죽음을 맞이하고 싶습니다.

저는 4년 전에 어머니를 먼저 떠나보냈습니다. 음식을 삼키지 못하던 어머니는 영양 공급을 위해 정맥 주사를 놓거나 코에 튜브를 꽂는 행위는 하지 말라고 당부했습니다. 어머니는 곡기를 끊은 지 약 한 달 후에 편안하게 세상을 떠났습니다.

치료를 하거나 충분한 영양을 공급하면 몸이 건강해져서 보통의 삶으로 복귀할 수 있는 사람이라면 억지로라도 음식을 먹어야 합니다. 하지만 나이가 아주 많은 노인이나 저와 같은 말기 암 환자에게는 음식을 먹는 행위가 고통이 될 수 있다는 점을 알아두기 바랍니다.

죽음의 징조를
미리 알아두자

사람은 어떻게 죽음을 맞이할까요?

돌연사나 자살 등을 제외하면 어떤 질병을 앓고 있느냐에 따라 죽음을 맞이하는 양상이 다릅니다. 여기에서는 대표적으로 암과 치매를 앓고 있는 사람들이 어떤 죽음을 맞이하는지에 대해 알아보려고 합니다.

암에 걸린 사람은 임종 약 1~2개월 전까지는 여러 가지 임종 전 증상이 나타나더라도 자신의 일은 스스로 챙길 수 있습니다.

2018년 대장암을 앓다가 세상을 떠난 일본 프로야구계의 철인 기누가사 사치오(衣笠祥雄)는 임종 4일 전까지 야구 해설을 했습니다. 암 투병 중이던 유도 선수 고가 도시히코(古賀稔彦)도 임종 한 달 전까지 일을 했습니다. 이처럼 암 환자는 비록 건강하지는 않더라도 임종 약 1~2개월 전까지는 자기 일을 스스로 처리할 수 있고 주변 사람들과도 소통할 수 있습니다.

반면 치매에 걸린 사람은 자신이 언제 치매에 걸렸는지도 모를뿐더러 하루가 다르게 체력과 사고력도 떨어집니다. 그리고 혼자서 일상생활을 할 수 없게 되면 가족이 간병하거나 요양시설에 입소해야 합니다. 고령자 중에는 '가족에게 폐를 끼치고 싶지 않지만 요양시설에도 들어가기 싫다'고 말하는 분이 있는데 정말 가족에게 폐를 끼치고 싶지 않다면 요양시설에 들어가기를 권합니다.

처음에는 간단한 일상생활은 혼자서 할 수 있다고 생각하겠지만 점차 체력이 떨어져 누워서만 지내게 되면 음식을 먹을 수 없게 됩니다. 만약 '평온한 죽음'을 원한다면 연명 치료를 받지 않겠다는 의사를 미리 밝히는 게 좋습니다.

연명 치료를 포기하면 아픈 사람을 방치하는 것처럼 느

껴져 가족이 괴로울 수도 있지만 정맥 주사를 놓거나 코에 튜브를 꽂거나 위에 관을 삽입해 영양을 공급하면 누워서만 지내는 생활이 언제 끝날지 아무도 모릅니다.

심료내과 전문의이자 호스피스완화케어센터의 센터장인 시노미야 도시야키(四宮敏章) 선생은 임종 한 달 전부터 나타나는 증상을 다음과 같이 열거했습니다.

1) 전반적인 활동성 저하
2) 식욕 저하
3) 호흡곤란이 심해짐
4) 부종이 심해짐
5) 의식 장애

이와 같은 증상이 나타나기 시작하면 연명 치료를 받을 것인지 아니면 평온한 죽음을 맞이할 것인지에 대해 진지하게 고민해보는 것은 어떨까요? 갑자기 상태가 악화되어 구급차를 불러 병원에 가서 영양을 보충하면 수명은 늘어나겠지만 그만큼 고통받는 시간도 길어집니다. 그리고 다음은 죽기 직전에 나타나는 징조입니다.

1) 의식이 흐려짐
2) 임종 직전 가래 끓는 소리
3) 하악 호흡
4) 사지 청색증
5) 손목 요골 동맥의 맥박이 만져지지 않음

임종을 앞두고 의식이 흐려진 상태에서도 귀는 열려 있다고 합니다. 건네는 말에 대답은 할 수 없지만 작별 인사를 나눌 수 있는 마지막 기회입니다. 하지만 하악 호흡과 혈압 저하로 인해 혈액이 제대로 순환하지 못하면 청색증이 발생하는데 이는 임종이 임박했다는 의미입니다. 이렇게 되면 어떠한 자극에도 전혀 반응하지 않습니다. 당연히 말을 걸어도 반응하지 않습니다.

스스로 어떤 죽음을 맞이할 것인지를 선택하는 것은 매우 힘든 일이지만 어떤 식으로든 주위 사람들에게 자신의 의사를 확실하게 전달하는 것이 좋습니다.

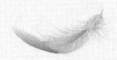

삶과 죽음은 서로 다른 측면에서 바라본 하나의 실,

같은 선이다.

_노자

직접 경험한
임사 체험

암이 온몸의 뼈로 전이되었다는 사실을 알게 된 지 2년 반이 지났습니다. 2021년 봄에는 저에게 남은 시간이 한두 달 정도이지 않을까 싶을 만큼 몸 상태가 말이 아니었습니다. 다행히도 호르몬 요법이 효과가 있어 치료를 받은 뒤부터는 평소와 같은 삶을 살고 있습니다. 다만 언제까지 호르몬 치료를 지속할 수 있을지는 알 수 없기에 매일 죽음을 준비하고 있습니다.

몸이 안 좋아 죽음이 멀지 않았음을 직감했을 때 매우 기묘한 체험을 했는데 그것은 젊었을 때로 돌아가는 꿈을 꾼 것이었습니다. 처음에는 20대 때로 돌아가는 꿈을 몇 번 꾸더니 나중에는 10대 후반, 10대 초반 그리고 어린 시절의 추억이 차례대로 꿈속에서 되살아났습니다. 시간을 거슬러 올라가 어린 시절로 돌아갔을 무렵에 치료를 받기 시작하면서부터 더 이상 꿈은 꾸지 않았습니다.

저는 심령 현상이나 초자연적 현상을 믿지 않는 사람이었습니다. 그래서 젊었을 때로 돌아가는 꿈을 자주 꾸는 것에 너무 놀라 '이제 죽을 때가 되었네'라고 생각했습니다. 때마침 초등학생 때로 돌아가는 꿈을 꿨을 무렵에 암이 온몸의 뼈로 전이된 사실을 알게 되었습니다.

이런 체험을 흔히 임사 체험이라고 부릅니다. 서양에서는 임사 체험에 관심을 갖는 의료 관계자가 많은지 여러 가지 논문이 나오고 있습니다. 반면 일본에서는 임사 체험에 관한 연구가 활발히 진행되고 있지는 않은데 평론가이자 작가인 다치바나 다카시(立花隆)가 《임사 체험(臨死体験)》이라는 책을 출간한 적은 있습니다. 전 세계의 수많은 임사 체험자와 의사를 만나 취재한 내용을 책으로 엮는 데 5년이나 걸린 대작이라고 합니다.

취재 대상은 심정지 후 회생한 사람으로 심정지 중에 무슨 일이 있었는지에 대해 취재했다고 합니다. 당연한 말이지만 심정지 후 회생하지 못하고 사망한 사람은 취재 대상이 아니었습니다.

임종을 앞두고 자신의 삶을 파노라마처럼 돌아보는 것을 '파노라마 체험' 또는 '라이프 리뷰'라고 합니다. 어느 조사에서는 임사 체험자 4명 중 1명이 라이프 리뷰를 경험한다고 하니 그다지 드문 일은 아닌 듯합니다. 라이프 리뷰는 예기치 못한 사고로 생명의 위험을 느낄 때 많이 경험한다는 설도 있습니다.

저처럼 임종을 앞두고 어렸을 때로 돌아가는 꿈을 꾸는 현상은 흔히 있는 일이라고 합니다. 제가 경험한 임사 체험을 다르게 표현하면 '지난 삶이 주마등처럼 스쳐 지나간다' 입니다. 요즘은 주마등 자체를 모르는 사람이 많기에 이 말을 이해할 수 있을지 모르겠습니다.

주마등이란 두 겹으로 된 틀의 바깥쪽에는 종이나 천

을 붙이고 안쪽에는 말 그림을 여러 장 붙인 등으로 '회전
등롱'이라고도 부릅니다. 등 안의 초에 불을 붙이면 내부 공
기가 대류 현상을 일으켜 틀이 돌게 됩니다. 그러면 마치 말
이 달리는 것처럼 보이는 매력적인 등입니다.

　저는 주마등처럼 같은 장면이 반복되는 꿈은 꾸지 않았
습니다. 매일 밤 전날 꾼 꿈을 이어서 꾸곤 했는데 꿈속에서
점차 과거로 돌아가는 시간 여행을 했기에 연속 드라마를
보는 듯했습니다. 반복되는 꿈은 꾸지 않았지만 '지난 삶이
주마등처럼 스쳐 지나간다'라는 표현 외에는 달리 표현할
길이 없습니다.

　과거로 돌아가는 꿈을 꾸는 이유는 확실하지 않습니다.
죽음이 다가오면 여러 기억들을 동원해 죽음을 회피하려다
보니 젊었을 때로 돌아가는 꿈을 꾼다는 설도 있습니다. 특
히 큰 사고를 당해 빈사 상태에 빠지면 어떻게든 해보자는
의식이 작동해 과거의 경험 중에서 도움이 될 만한 것을 필
사적으로 찾는다고 합니다. 그러나 임사 체험을 과학적으
로 증명하기는 어렵습니다.

　유체이탈이라는 말은 많이 들어봤을 것입니다. 환자에

게 심정지가 일어나면 의료진들은 필사적으로 심폐소생술을 시도하는데 그때 영혼이 몸에서 빠져나와 누워 있는 자신의 모습을 내려다보는 것이 유체이탈입니다. 심폐소생에 성공해 의식이 돌아오면 유체이탈 중에 본 장면을 상세하게 말하는 사람이 있기 때문에 유체이탈이라는 현상은 존재한다고 생각합니다.

꿈을 이루지 못하고
죽는 게 불행한 일일까?

자신의 목표나 꿈을 이루지 못하고 생을 마감하면 불행하다고들 하는데 정말 그럴까요? 예를 들면 회사에서 중역을 맡아 여러 가지 개혁을 단행하던 사람이 돌연 심근경색이나 뇌졸중으로 사망한다면 많은 사람이 하던 일을 마무리 짓지 못하고 세상을 떠난 것에 안타까움을 표할 것입니다. 하지만 마무리 짓지 못한 일은 남겨진 사람들이 처리하면 됩니다.

어떤 일이든 열정을 가지고 임하면 즐거운 법입니다. 저는 프라모델이나 철도 모형을 만들 때 정말 신나고 즐겁습니다. 완성된 작품을 보면 희열을 느끼지만 만들 때의 열정은 금세 사그라집니다.

조직에 속해 있을 때 세상을 뜨면 고인의 생각과는 상관없이 '꿈을 이루지 못하고 생을 마감했다'는 표현을 많이 사용합니다. 하지만 정년퇴직 등으로 조직에서 떠난 후 세상을 뜨면 이와 같은 표현은 잘 사용하지 않습니다.

정년퇴직 후에도 일하는 사람들은 대부분 임시 고용직으로 채용됩니다. 그런데 이런 사람들이 다양한 취미를 즐기다가 세상을 떠나면 '꿈을 이루지 못하고 생을 마감했다'는 표현은 그다지 사용하지 않습니다.

할 일도 없고 특별한 취미도 없는 사람에게는 정년퇴직 후의 길고 긴 삶이 고통스러울 수도 있지만 그렇게 열정 없는 삶을 살다가 세상을 떠날 수도 있습니다. 어떤 일이든 생의 마지막까지 열정을 가지고 임한 사람에게는 '꿈을 이루지 못하고 생을 마감했다'는 표현을 사용해도 되지 않을까요?

열정적인 삶을 살다가 세상을 떠나게 되면 신나고 즐거

운 인생이었다고 말할 수 있지 않을까요? 제가 생각하는 이상적인 삶은 열심히 일하다가 세상을 떠나는 것입니다. 가장 이상적인 삶은 병원에서 환자를 보다가 생을 마감하는 것이지만 지나친 욕심이라는 것을 알고 있습니다. 목표를 세우고 그 목표를 이루기 위해 최선을 다하다가 죽음을 맞이하는 인생도 나쁘지 않다고 생각합니다. 현역일 때는 이런 죽음이 가능하겠지만 정년퇴직 후에는 어떻게 하면 될까요?

몇 년에 한 번씩 목표를 세워보는 걸 권하고 싶습니다. 그것이 일이어도 좋고 취미여도 좋습니다. 저는 동일본 대지진 이후에 친구와 함께 자전거를 이용한 발전기를 보급하기 위해 '일본원시력발전소협회(日本原始力発電所協会)'를 설립했습니다. 지금의 목표는 저와 뜻을 같이 하는 사람들을 모아 활동 영역을 전국으로 넓히는 것입니다. 암 판정을 받기 직전에 일반사단법인으로 등록도 마친 상태입니다. 언제 죽을지 모르는 상황이지만 새로운 사업도 전개하고 있습니다. 일반사단법인을 설립하는 데는 약간의 비용이 들지만 개인도 간단하게 설립할 수 있습니다.

제 명함에는 '일본원시력발전소협회 대표'라고 적혀 있습니다. 명함을 만들긴 했지만 정년퇴직 후에 소속된 조직이 없다 보니 명함을 건네기가 조금은 멋쩍습니다. 여러분도 하고 싶은 일이 있다면 사단법인 등을 설립해 '대표 직함'을 새긴 명함을 만들어보는 것은 어떨까요?

취미에 대해서는 앞서 언급했듯이 다양한 철도 모형을 만들고 있습니다. G게이지 철도 모형(1:22.5)은 이미 완성했고 지금은 '라이브 스팀(Live Steam)'이라는 증기로 움직이는 기관차를 만들고 있습니다. 크기가 제일 작은 Z게이지 철도 모형(1:220)에도 도전하고 있습니다.

1년 전부터 골프도 시작했습니다. 처음에는 공을 맞히지 못해 재능이 없다고 낙심하고 있었는데 골프 레슨을 다니면서 실력이 늘었습니다. 목표는 '골프 잘 치네'라는 말을 들을 수 있도록 100타 이하로 치는 것입니다. 정년 후에도 이렇게 다양한 분야에서 목표를 세울 수 있습니다.

살아 있는 동안에 목표를 달성하면 다음 목표를 세우면 됩니다. 목표를 이루지 못하고 세상을 떠나더라도 아무것도 안 하는 것보다는 즐거운 인생이지 않을까요? 그렇다면 인생의 후반기에 목표를 이루지 못하고 생을 마감하는 것도 나쁘지 않은 선택입니다.

새로운 치료제에
기대를 걸어본다

2년 전에 전립선암 진단을 받았을 때는 암이 이미 온몸의 뼈에도 전이되어 수술이 불가능한 상태였습니다. 그래서 남성 호르몬 분비를 억제하는 약을 복용할 수밖에 없었습니다. 그런데 작년 여름까지는 잘 듣던 약이 가을부터 듣지 않게 되어 전립선암 지표인 PSA 수치가 갑자기 높아졌습니다. 그래서 조금 더 강한 약을 사용하기로 했고 전립선암이 어떤 유전자의 변이로 인해 발생했는지도 확인하기로 했습니다.

최근에는 '유전자 변이'를 표적으로 하는 다양한 치료

제가 개발되어 검사를 통해 유전자 변이가 발견되면 그에 맞는 표적 치료제를 사용합니다. 다만 유전자 검사 결과가 나오기까지 한 달 이상 걸린다는 것이 아쉬운 점입니다.

새로운 치료제를 복용하기 시작하자 심각한 부작용이 나타났습니다. 식욕이 없고 기력도 떨어졌습니다. 연말에는 거의 누워서만 지내는 상태가 되었습니다. 몸 상태가 너무 안 좋아 주치의를 찾아갔더니 치료제 복용을 일시 중단하자고 했습니다. 약 부작용에서 벗어나기까지 한 달 정도가 걸렸습니다.

해가 바뀌면서 몸도 마음도 조금씩 좋아지는 듯했습니다. 하지만 약을 중단하자 암의 진행도 빨라졌습니다. 특히 오른쪽 허벅지 뼈에 침범한 암으로 걷기 힘들 정도로 통증이 심했습니다. 처음 암 진단을 받았을 때처럼 '이제 얼마 못 살겠구나' 싶었습니다. 그만큼 심신이 약해져 있었습니다.

통증을 견디며 지내는 와중에 가을 무렵에 실시한 유전자 변이 검사 결과가 나왔습니다. 제가 앓고 있는 암은 'BRCA2(Breast Cancer Susceptibility gene2, 브라카2)' 유전자 변이로 인해 발생한 암이었습니다. 유전자 변이로 발생하는 전립선암은 악성도가 높고 진행도 빠르다고 합니다. 그리고 저와 비슷한 연령인 60세부터 65세 사이에서 많이 발병한다고 합니다.

하지만 나쁜 일만 있는 것은 아닙니다. 앞서 언급했듯이 유전자 변이를 표적으로 하는 치료제가 이미 개발되어 임상에서 사용되고 있습니다. 처음에는 전이가 있는 유방암과 난소암 치료에 사용되었는데 최근에는 췌장암과 전립선암 치료에도 사용되고 있습니다. 몸이 어느 정도 회복되면 표적 치료제를 사용하기로 했습니다.

표적 치료제를 복용하자 구토 등의 부작용이 나타났지만 꾹 참으며 열심히 복용했습니다. 그러자 2월에 들어설 무렵부터 오른쪽 다리의 통증이 사라졌습니다. 게다가 컨디션도 점점 좋아져 짧게나마 테니스와 골프도 다시 시작했습니다. 한동안 약을 중단한 탓에 PSA 수치가 700ng/mL까지 상승했는데 표적 치료제를 복용하면서부터는 수치가 떨어지기는커녕 900ng/mL까지 치솟았습니다. 표적 치료제가 정말 효과가 있는지는 알 수 없지만 몸 상태는 좋아졌기에 계속 복용하려고 합니다.

가장 괴로운 일은 근육 형성에 필요한 테스토스테론이 거의 분비되지 않아 근력이 약해졌다는 것입니다. 예전에는 드라이버 비거리가 200야드 정도였는데 지금은 150야드 정도밖에 되지 않습니다. 그래서 딸과 같이 골프를 칠 때는 시니어 티(Senior Tee)를 사용하고 있습니다.

테니스를 칠 때도 힘이 온전히 들어가지 않아 서브가 빗나가는 경우가 많습니다. 요즘 들어서 약간 좋아지기는 했지만 예전처럼 공을 강하게 칠 수는 없습니다. 그렇더라도 아무것도 안 하면 몸이 더 약해지기에 꾸준히 골프와 테니스를 하려고 합니다.

전립선암 치료를 위해서는 테스토스테론의 분비를 억제해야 하므로 근력 약화 등의 부작용은 피할 수 없는 일입니다. 근력이 약해져 운동을 할 수 없게 된다면 삶의 큰 즐거움을 잃게 되겠지만 '나이도 있으니 이제 그만 쉬라'는 의미로 받아들이는 수밖에 없겠지요.

삶을 긍정적으로
마무리하자

2022년 4월에 접어들면서 신종 코로나 바이러스 변이종인 오미크론의 유행도 겨우 잠잠해진 듯해 보였습니다. 다른 변이 바이러스가 확산될 것이라는 예측도 있지만 기존 코로나 바이러스보다 치사율이 떨어지는 변이 바이러스와 공존하는 삶을 선택하는 국가 또한 많은 듯합니다. 인간과 코로나가 공존하는 세상은 과연 어떤 모습일까요?

러시아의 우크라이나 침공과 같은 우울한 소식을 듣고 봄이 찾아왔습니다. 계절이 바뀌면서 저의 생활에도 큰 변화가 있었습니다. 먼저 컨설팅과 산업의(사업장에서 노동자의 건강관리를 담당하는 의사-옮긴이)를 맡고 있던 회사와의 계약이 3월로 종료되었습니다. 몸 상태도 안 좋고 회사 경영에도 문제가 있어 계약을 종료하기로 했습니다.

제가 암 진단을 받은 해인 2020년부터 신종 코로나 바이러스가 유행하기 시작했습니다. 그 여파로 주 수입원이던 강연이 거의 취소되었습니다. 컨디션이 말이 아니었기에 강연이 취소되어 오히려 다행이라고 여겼습니다.

지금도 구토, 설사 등으로 고생하는 날이 많아 60~90분이나 하는 강연을 소화하기에는 매우 힘든 상태입니다. 강연 의뢰는 보통 최소 3개월 전에 받는데 앞으로 저에게 남은 시간이 얼마인지 알 수 없기에 강연 요청이 와도 거절하고 있습니다.

꼭 해달라는 요청이 있는 경우에는 실시간으로 온라인 강연을 하고 있습니다. 만일을 대비해 녹화된 영상으로 대체할 수 있는 강연은 수락하고 있지만 이런 조건으로 강연을 의뢰하는 곳은 흔치 않아 앞으로도 여유로운 삶을 살 것 같습니다.

요즘은 손자의 유치원 등·하원을 도맡아 하거나 지금도 믿고 찾아오는 환자를 진찰하거나 아내가 운영하는 병원에서 백신 접종을 도와주면서 하루를 보내고 있습니다. 시간적 여유는 많지만 체력이 따라주지 않아 한가로운 일상을 보내고 있습니다. 지금의 삶이 얼마나 유지될지 모르지만 많은 시간이 남아 있지 않은 것은 분명하기에 삶을 서서히 정리하려고 합니다.

손자를 돌보거나 환자를 진찰하는 일은 마지막 순간까지 최선을 다할 생각입니다. 죽기 한 달 전에 모든 역할을 내려놓고 싶지만 그렇게 될지는 확신할 수 없습니다. 암에 걸리면 죽음에 대한 준비와 각오가 어느 정도 가능하다는 점을 위안으로 삼으며 긍정적으로 살아가려고 합니다.

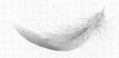

죽음을 두려워하지 않는 사람은 인생에서

어떤 것도 두려워하지 않는다.

_마르쿠스 아우렐리우스

이상적인
죽음이란

암이 온몸의 뼈에 전이되었다는 사실은 이미 밝힌 바 있습니다. 암이 발견되기까지는 '가장 이상적인 죽음은 건강하게 살다가 갑자기 죽는 것(돌연사)'이라고 여겼는데 다양한 사람들의 의견을 듣고 나니 나이가 들면 암으로 죽는 것도 나쁘지 않다는 생각이 들었습니다.

전립선암이 발견되기 직전에 《방황하는 남자들(とまどう 男たち)》이라는 책을 대학 동기들과 공동 집필했는데 그 책에 가능하다면 암으로 죽고 싶다고 썼습니다. 하지만 진심으로 암으로 죽기를 바라지는 않습니다. 어디까지나 '가능

하면'입니다. 아마도 죽음이 가까워지면 극심한 통증이 저를 엄습하리라 짐작됩니다. 그래서 암 투병 중에 폐렴이나 열사병에 걸려 죽는 것이 가장 좋다고 덧붙였습니다. 모순적일지 모르지만 본심은 다음과 같습니다.

암 선고를 받으면 남은 수명도 대략적으로 알 수 있습니다. 지금의 저처럼 충분히 죽음을 준비할 수 있고 삶을 정리할 수도 있습니다. 암에 걸리면 여러 가지 힘든 점이 있더라도 죽기 한 달 전까지는 자신의 일을 스스로 처리할 수 있습니다. 다만 마지막 한 달은 꽤 힘든 투병 생활을 각오해야 합니다. 그때가 겨울이면 폐렴으로, 여름이면 열사병으로 갑자기 죽음을 맞이할 수도 있습니다.

신종 코로나 바이러스가 유행하면서 폐렴에 대한 정보를 많이 접했을 것입니다. 일반적으로 고령자가 폐렴에 걸리면 증상이 심하지 않다가도 급격히 병세가 악화되어 빠른 시일 내에 사망에 이르는 경우가 있습니다.

그래서 고령자 건강관리에 각별히 신경 써야 하지만 암에 걸려 살날이 얼마 남지 않은 상황에서 폐렴에 걸리면 큰 고통 없이 떠날 수 있을지도 모릅니다. 여름철에는 집에서 지내는 고령자라도 열사병으로 사망하는 사례가 적지 않습니다. 또한 90세 이상 고령자가 논일을 하다가 쓰러져 사망하는 사례도 있습니다. 열사병은 암 투병 중인 저에게는 갑자기 세상을 떠날 수 있게 하는 병이 될 수도 있습니다.

그렇다고 일부러 병에 걸릴 생각은 없습니다. 하지만 코로나 바이러스가 한창인 요즘도 집에만 머물지 않고 마스크를 착용한 채 외출하고 있고 열사병에 걸릴 위험이 있는 테니스와 골프도 즐기고 있습니다.

가족에게는 폐렴이나 열사병으로 쓰러지더라도 절대 연명 치료는 하지 말라고 당부했습니다. 임종기의 고통을 최대한 피하고 싶은 바람입니다.

집에서 평온한
죽음을 맞이하려면

제가 막 의사가 되었을 때는 암 환자의 대부분이 병원
에서 임종을 맞이했습니다. 당시에는 환자의 체력이 떨어지
지 않도록 정맥 주사로 영양을 공급하거나 통증이나 호흡
곤란 등을 호소하는 환자에게 마약성 진통제나 산소를 투
여하는 행위가 병원에서만 가능했기에 집에서 요양하는 환
자가 별로 없었습니다.

예전에는 임종을 앞둔 말기 암 환자에게 무리한 연명
치료를 권했지만 지금은 마약성 진통제 등을 사용해 통증
을 완화하는 완화치료가 주류를 이루고 있습니다. 임종을

앞둔 환자를 돌보는 호스피스 병동이나 완화치료 병동을 증설하는 병원도 꾸준히 증가하고 있습니다. 두 병동의 목표는 무의미한 생명 연장이 아니라 환자가 평안한 임종을 맞도록 돕는 것입니다.

임종기 환자에게 필요한 치료는 영양 공급입니다. 그리고 통증이나 호흡곤란 등을 완화시켜주는 것입니다. 최근에는 개업하는 의사들 중에도 완화치료를 전문으로 하는 의사가 늘고 있습니다. 가정용 인공호흡기도 누구나 쉽게 사용할 수 있습니다. 집에서 정맥 주사를 통해 영양도 공급할 수 있지만 이런 경우에는 의료인이 집으로 찾아가야 합니다.

임종기 환자에게 정맥 주사나 코에 꽂은 튜브를 통해 영양을 공급하면 흉수나 복수가 차서 일주일에 한두 번 빼줘야 합니다. 그렇다면 차라리 영양 공급을 중단하는 것은 어떨까요? 물과 음식을 섭취하지 않으면 당연히 일주일도 못 버티겠지만 완화치료 전문의에 따르면 영양을 공급하지 않아도 평온하게 죽음을 맞을 수 있다고 합니다.

임종기에는 통증이나 호흡곤란 등의 고통이 수반됩니다. 오랫동안 고통에 시달리는 것보다 차라리 영양 공급을 중단해 고통받는 시간을 줄이는 것이 낫지 않을까요? 완화 치료를 담당하는 의사나 간호사가 일주일 한두 번 정도 집에 찾아온다면 병원이 아닌 집에서 평온한 죽음을 맞이할 수 있습니다.

저도 집에서 삶의 마지막을 맞이하고 싶습니다. 오랜 시간을 병원 침대에서 보내는 것은 너무 지루하기 때문입니다. 가족과 함께 사는 집이라면 언제든 TV도 보고 책도 읽고 좋아하는 음식도 먹을 수 있습니다. 마지막 일주일 정도는 병원이든 집이든 별 차이 없겠지만 그때까지는 집에서 편안하게 요양하는 편이 낫다고 생각합니다.

환자를 돌보는 가족 또한 병원에서 긴 시간을 조마조마한 마음으로 기다리는 것보다 집에서 얼굴을 마주하는 편이 훨씬 편할 것입니다. 많은 환자가 '임종기는 병원에서 보내야 한다'고 생각하겠지만 영양 공급을 중단하기로 결심하면 집에서 평안한 죽음을 맞을 수 있습니다.

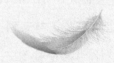

오늘이라는 날은 두 번 다시 오지 않는다는 것을 잊지 마라.

_단테

2장

죽음을 준비하자

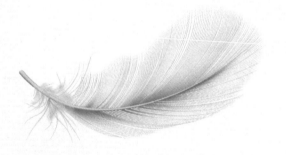

요즘 들어 나는 사는 법을 배우고 있다고 생각했는데

실은 처음부터 죽는 법을 배우고 있었다.

_레오나르도 다빈치

간병인의 부담을
덜어주려면

2021년 12월, 요양시설에서 일하던 간호사가 입소자의 혈관에 공기를 주입해 살해한 혐의로 체포되었습니다. 사망 원인을 파악하기 위해 CT 검사를 실시한 결과 혈관에 다량의 공기가 차 있었다고 합니다. 사망한 고령자는 '공기 색전증'에 걸린 상태였습니다. 수액 주사는 정맥에 놓는 주사입니다. 동맥에 공기가 들어가면 아무리 소량이라도 위험하지만 정맥에 소량의 공기가 들어가면 폐에서 걸러내므로 큰 문제가 되지는 않습니다.

그러나 공기 색전증에 걸렸다면 많은 양의 공기가 주입

되었을 가능성이 있습니다. 같은 요양시설에서 의문의 죽음을 당한 분이 있다는 보도도 있었습니다. 이번 사건의 동기는 알 수 없지만 예전에 노인병원에서 일한 경험으로 말하자면 요양시설에서 고령의 환자를 어떻게 돌보고 있는지 살펴볼 필요가 있습니다.

음식을 스스로 먹을 수 없는 고령의 환자에게는 간병인이 필요합니다. 그런데 간병인이 환자의 입에 음식을 빨리 넣어주면 삼킴 장애로 인한 흡인성 폐렴에 걸리기 쉽습니다. 흡인성 폐렴을 예방하기 위해 정맥 주사를 놓거나 배에 구멍을 내 위와 연결하는 위루관을 삽입해 영양을 공급하도록 권하는 시설도 있습니다.

약 10년 전에 도쿄도 세타가야구에 위치한 노인요양원에서 의사로 근무하던 이시토비 고조(石飛幸三)는 '음식을 삼키지 못하게 되면 어떻게 할 것인가?'라는 질문을 던지며 '평온하게 죽음을 맞이하는 방법'에 대해 설파했습니다.

평온한 죽음이란 임종을 앞둔 환자가 과도한 연명 치료를 받지 않고 죽음을 맞이하는 것을 말합니다. 평온한 죽음을 바라는 사람이 많아지면서 위루술을 시행하는 시설은 감소한 듯합니다. 하지만 정맥 주사나 튜브를 통한 영양 공급은 아직도 많은 시설에서 시행하고 있는데 그 이유는 영양 공급을 중단하면 생명이 위험하기 때문입니다.

제가 일하던 노인병원에서는 수액이 새거나 주사 바늘이 빠져 다시 정맥 주사를 놓는 일이 자주 발생했습니다. 주사 바늘에 여러 번 찔리면 주사를 놓을 수 있는 혈관을 찾기가 힘들어집니다. 보통 정맥 주사는 팔에 놓는데 이번에 희생된 분은 다리에 주사 바늘이 꽂혀 있었다고 합니다. 주사를 다리에 맞았다면 혈관이 너덜너덜해졌을 가능성이 있습니다.

가해자를 옹호하는 것은 아니지만 요양시설에서 일하는 사람들은 매일 아픈 사람을 돌봐야 하므로 정신적인 부담이 상당했을 것입니다. 90세 이상 고령자 중에는 간병인에게 욕을 하는 사람도 있는데 이로 인한 스트레스도 이만저만이 아닐 것입니다. 그렇다고 해서 타인의 생명을 앗아갈 권리는 없습니다.

간병 살인은 요양시설이나 노인병원에서 종종 일어납

니다. 지극히 개인적인 생각이지만 병간호하는 사람들이 제멋대로 '신의 영역'을 침범해 '고통받는 사람을 구원한다'는 심정으로 살인을 저지르는 것이 아닐까 싶습니다.

최근에는 '음식을 삼키지 못하게 되면 연명 치료를 받지 않겠다'는 환자 본인이나 가족의 의사를 존중하는 분위기가 확산되고 있습니다. 전립선암을 앓고 있는 저 또한 가족에게 연명 치료를 하지 말라고 신신당부했습니다.

환자가 의사 표현을 할 수 없는 상태에서 가족이 연명 치료를 원한다면 의사는 정맥 주사나 튜브를 통해 영양을 공급해야 합니다. 가족의 마음은 이해하지만 환자의 고통을 덜어줄 수 없다는 것이 의사로서 안타까울 따름입니다.

환자가 미리 의사를 밝히지 않은 경우에는 아직도 연명 치료를 하는 의사가 많습니다. 하지만 개중에는 그릇된 정의감으로 인해 사건에 연루되는 사례도 있습니다. 간병 살인은 '자신과는 전혀 관계없는 일'이라고 생각하지 말고 자신의 임종기를 어떻게 보내고 싶은지에 대해 가족, 그리고 자기 자신과 진솔한 대화를 나누기 바랍니다.

재산보다는
사람을 남기자

"재산을 남기는 사람은 하수고 사업을 남기는 사람은 중수고 사람을 남기는 사람은 고수다."

노무라 가쓰야(野村克也) 전 야구 감독이 생전에 자주 인용하던 말입니다. 재산만 남기고 세상을 떠난다면 가족 간에 분쟁이 일어나거나 자손들이 나태한 삶을 살지도 모릅니다.

재산보다는 사업을 물려주는 편이 낫다고 생각합니다. 예를 들어 세상을 떠난 사람이 중소기업의 오너라면 회사를 다음 세대에게 물려주게 될 것입니다. 가족끼리 사업을 한다면 다음 세대가 사업을 이어받지 않더라도 별 문제가 되지 않지만 수십 명의 직원이 있는 경우라면 후계자가 직원들의 삶이 걸려 있는 회사를 어떻게든 지켜내야 합니다. 다만 장남이라는 이유만으로 회사를 물려준다면 큰 문제가 생길 수 있으므로 사업을 남기는 것보다 사업을 계승하고 발전시킬 수 있는 인재를 후세에 남기는 편이 훨씬 낫다고 봅니다.

2022년 일본 프로야구팀의 지휘봉을 잡은 감독들 중에서 노무라 감독의 뜻을 이어받은 사람이 무려 5명이나 있습니다. 그 외에도 노무라 감독의 영향을 받은 많은 사람이 야구계에 몸담고 있습니다. 그중 한 사람이 닛폰햄 파이터스 감독으로 새로 부임한 신조 쓰요시(新庄剛志)입니다. 작년에는 많은 일본인이 미국 메이저리그에서 활약하는 오타니 쇼헤이(大谷翔平) 선수의 모습을 보며 큰 위로와 감동을 받았을 것입니다.

메이저리그 정규 시즌이 끝나자마자 한신 타이거스에서 뛰다가 메이저리그에 진출했던 신조 쓰요시가 닛폰햄 감독으로 부임해 프로야구는 예전의 활기를 되찾았습니다. 한신 타이거스의 오랜 팬인 저는 신조 쓰요시의 활약을 지켜보고 있었습니다. 현역 선수일 때부터 고의 사구를 하는 투수의 공을 때려 안타를 만들거나 투수와 타자 겸업에 도전하는 등 상식을 깨는 선수였습니다.

투타 겸업에 대한 에피소드를 소개하자면 당시 한신 감독이었던 노무라가 신조 쓰요시 선수에게 '투수의 마음을 이해해보라'는 취지로 권했다고 합니다. 노무라 감독의 가르침 덕분에 오타니 쇼헤이가 메이저리그에서 투타 겸업에 성공했을지도 모릅니다.

1990년에 야쿠르트 스왈로스 감독으로 취임한 노무라가 내세운 'ID(Import Data) 야구'는 당시 일본 프로야구계의 주류 이론은 아니었습니다. 하지만 시간이 지나면서 ID 야구를 구사하는 지도자가 많이 배출되었을 뿐만 아니라 톡톡 튀는 언행 때문에 '우주인'으로 불리는 신조 쓰요시 감독도 탄생했습니다. 신조 감독에게는 단지 노무라 감독의 후계자가 아니라 자신만의 방법으로 선수들에게 힘을 북돋아주기를 기대해봅니다.

노무라 감독이 남긴 수많은 가르침을 신조 쓰요시와 같은 감독들이 이어받고 다시 그것을 많은 선수가 이어받는다면 언젠가 세상을 떠나더라도 자신의 뜻은 후대에 전해지므로 안심하고 생을 마감할 수 있을 것입니다.

죽음은 이 세상에서
저 세상으로 가는 것일 뿐

사람은 누구나 '죽음'에 대한 공포심을 가지고 있습니다. 낙천적인 저 역시 죽음이 두렵지만 죽음을 막을 방법이 없기에 받아들이려고 합니다. 죽음을 두려워하는 이유는 저마다 다르겠지만 가장 큰 이유는 가까운 사람과의 영원한 이별 때문이 아닐까요?

또 다른 이유는 죽음 이후의 세계를 경험한 사람이 없어 죽으면 어떻게 되는지 아무도 모르기 때문일 것입니다. 2020년에 개봉한 〈한 번 죽어봤다〉(一度死んでみた)라는 영화에서처럼 한 번 죽었다가 다시 살아나는 약이 있다면 좋겠지만 그런 약은 존재하지 않습니다.

말기 암 환자라면 임종을 앞두고 나타나는 전신 권태감이나 극심한 통증이 죽음보다 더 두려울 수도 있습니다. 이에 대해서는 뒤에 자세히 이야기하기로 하고 먼저 '죽으면 어떻게 되는지'에 대해 말하고자 합니다.

대부분의 종교는 사람이 죽으면 어디로 가는지 알려주므로 신앙심이 깊은 신자라면 종교가 없는 사람에 비해서 죽음에 대한 공포심이 적을지도 모릅니다. 기독교나 이슬람교 신자라면 죽은 후에 천국에 가고 불교 신자라면 극락에 가므로 죽음을 두려워할 필요가 없습니다.

하지만 종교가 없는 사람은 '죽음'은 곧 '무(無)가 된다'고 생각하기 쉽습니다. 죽음 이후의 세계를 경험하지 못한 제가 할 수 있는 말은 신앙심이 없는 사람들도 갈 수 있는 곳이 있다는 것입니다. 그곳은 바로 '저 세상'입니다. 천국이나 극락은 아니지만 '죽음'이란 '이 세상에서 저 세상으로 가는 것일 뿐'이라고 생각한다면 마음이 조금은 편해지지 않을까요?

그리고 친구나 지인이 세상을 떠났다고 상상해봅시다. 저는 오사카에 살고 있지만 고등학교 동창이나 대학 동기들은 도쿄에 살고 있습니다. 가끔 도쿄에 가면 저녁을 같이 먹곤 했는데 최근 2년은 코로나 바이러스로 인해 도쿄에 갈 수 없었습니다. 문자로 소식은 주고받았지만 얼굴은 보지 못했습니다.

아무리 가까운 지인이라도 1년에 두세 번 정도밖에 못 만납니다. 그다지 친하지 않은 지인 중에는 몇 년 동안 만나지 못한 사람도 있습니다. 제 나이쯤 되면 지인의 사망 소식을 종종 듣게 됩니다. '생전에 만났더라면 좋았을 텐데'라는 아쉬움도 있지만 10년 이상 안 본 지인과 만난다면 무슨 말을 해야 할지 고민도 됩니다.

오랫동안 못 본 지인을 굳이 만나기보다는 '먼 곳에 살고 있어서'라거나 '만날 시간이 없어서'라고 생각하기로 했습니다. 그러면 지인의 생사 여부와 상관없이 '아직 먼 곳에 있는 것'처럼 느껴집니다.

가만히 생각해보면 가족처럼 느껴지는 친구는 겨우 몇 명 정도에 불과합니다. 가족과 몇 명의 친한 친구를 제외하

면 서로의 생사도 모른 채 살아가지 않을까요? 제가 세상을
떠났을 때 슬퍼할 사람은 가족 정도일 것입니다. 친한 친구
도 슬퍼하겠지만 그들의 삶에 큰 변화는 없을 것입니다. 삶
과 죽음에 큰 의미를 부여하지 않으면 '죽음'을 편안하게 받
아들일 수 있으리라 믿습니다.

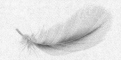

청춘은 다시 오지 않고

하루 해는 다시 밝기 어렵다.

좋은 시절에 부지런히 힘쓸지니

세월은 사람을 기다려주지 않는다.

_도연명

생의 마지막에
찾아오는 고독

호주의 호스피스 병동에서 간병인으로 일했던 브로니 웨어(Bronnie Ware)가 쓴 《내가 원하는 삶을 살았더라면》(The Top 5 Regrets of The Dying)이라는 책은 임종을 앞둔 사람들의 이야기를 담은 책입니다. 책에서 그가 꼽은 5가지 후회가 있는데, 여러 면에서 시사하는 바가 큽니다.

우선 대전제인 '후회하지 않으려면 어떻게 해야 할까?'라는 물음에 대한 답을 찾기란 쉽지 않습니다. 사람은 누구나 죽음을 앞두고 많은 후회를 합니다. 하루하루가 후회의 연속인 사람도 있습니다. 저도 그중 한 사람입니다. 인생의 마지막 순간에 많은 후회를 하는 것은 어쩌면 당연한 일입니다.

　브로니 웨어가 말하는 5가지 후회 중 하나가 '친구들과 계속 연락했더라면'인데 만약 그렇게 한다면 외로움을 해결할 수 있을지도 모릅니다. 젊고 건강할 때는 외로움에 대한 두려움이 크지 않겠지만 나이가 들면 혼자가 되는 것이 두려워집니다. 나아가 임종을 앞두게 되면 고독이 온몸을 휘감을 것입니다.

　외로움에서 벗어날 수 있는 가장 좋은 방법은 가족을 만드는 것입니다. 가족이 있더라도 사이가 나쁘면 외로움에서 벗어날 수 없겠지만 그래도 가족이 어딘가에 있다는 것만으로도 마음이 든든해질 것입니다.

　또 다른 방법은 친구를 만들어 연락을 주고받는 것이지만 그렇다고 외로움이 완전히 해소되지는 않습니다. 제 나이쯤 되면 친구들이 하나둘 세상을 떠나기 때문입니다. 살아 있더라도 병석에 누워 있다면 만날 수 없습니다. 건강한 친구가 있더라도 피붙이도 아닌 아픈 친구를 돌봐줄 사람은 별로 없습니다. 친구를 만드는 방법도 외로움을 없애주지 못한다면 어떻게 하면 될까요?

'먼 친척보다 가까운 이웃이 더 낫다'라는 말도 있듯이 이웃과 가까이 지내야 합니다. 저는 늘 '혼자 살다 죽더라도 3일 이내에 발견되도록 이웃과 친해야 한다'고 말합니다. 여성의 경우는 혼자 살다 죽더라도 며칠 이내에 발견될 가능성이 높습니다. 그 이유는 평소에 알고 지내는 이웃이 많아 며칠 동안 모습이 보이지 않으면 걱정되어 집으로 찾아오기 때문입니다. 하지만 남성의 경우는 얼굴을 아는 이웃은 많아도 딱히 친하게 지내는 이웃이 없어 며칠 동안 모습이 보이지 않아도 아무도 신경 쓰지 않아 시신 발견이 늦어집니다.

나이가 들면 심한 외로움을 느끼게 되므로 건강할 때부터 이웃과 친하게 지내는 것이 좋습니다. 그래야 고독사도 예방할 수 있습니다.

적당히 정직한
삶을 살면 된다

후회 없는 삶을 살 수 있을까요? 죽음을 앞둔 사람들이 후회하는 것 중 하나가 '자신에게 정직한 삶을 살았더라면' 입니다. 자신에게 정직한 것은 좋은 일이지만 내가 원하는 대로만 산다면 다른 사람에게 상처를 줄 수도 있습니다.

저는 남편의 가부장적인 사고방식이나 정신적인 학대로 고통받는 아내들의 마음을 치료하는 일을 했는데 남편에게 온 신경을 쏟다 보니 정작 자신의 삶은 챙기지 못한 아내가 많았습니다. 그런 아내들에게 해주고 싶은 말은 가정을 깨지 않는 범위 내에서 당신이 원하는 삶을 살라는 것입니다. 학교나 회사와 같은 조직 내에서 자신의 감정을 다 드러내면 인간관계를 맺기 어려우므로 '자신에게 적당히 정직한 삶'을 살면 됩니다.

'너무 열심히 일하지 않았더라면'이라고 후회하는 사람도 있습니다. 저는 순환기내과 의사로 바쁘게 일하느라 가정에 소홀했습니다. 아내의 헌신적인 노력이 없었다면 가정이 무너졌을지도 모릅니다. 50세가 넘어서야 고생하는 아내의 모습이 눈에 들어왔습니다. 그때부터 가족 중심의 삶을 살았습니다. 60세가 넘어서는 손자를 돌보기 위해 대학 교수직을 내려놓았습니다. 뒤늦게 가족의 소중함을 깨달은 것이 못내 아쉽습니다.

일에만 매달리다 보면 가정에 소홀해지기 쉬운데 대부분의 사람은 가정이 붕괴되기 직전이 되어서야 가족의 소중함을 깨닫습니다. 저를 찾아오는 남성들 중에는 "아내가 이혼하자고 하는데 어떻게 하면 아내의 마음을 돌릴 수 있을까요?"라고 묻는 사람도 있는데 이미 버스는 떠났습니다. 아내가 이혼을 결심하기 전에 보내는 경고 신호를 재빨리 알아차리는 남편은 많지 않은 듯합니다.

조금만 더 열심히 일하면 임원으로 승진할 수 있다고 가정해봅시다. 그런 상황에서 업무량을 줄일 수 있는 사람이 얼마나 있을까요? 승진 욕구가 강한 사람이 과로를 하는 것은 어쩌면 당연한 일일지도 모릅니다. 하지만 사랑하는 사람들을 위해 노력해야 합니다. 결국 마지막까지 내 곁에 남아 있는 사람들이니까요. 따라서 뒤늦게 후회하지 않으려면 가정과 일의 균형을 잘 잡아야 합니다.

이성 친구나 애인에게 자신의 마음을 솔직하게 전달하지 못하고 헤어진 경험이 있는 사람들이 흔히 하는 후회는 '용기 내어 내 마음을 전달했더라면'입니다. 임종을 앞둔 가족이나 친한 친구에게 자신의 마음을 미처 전하지 못하고 떠나보낸 사람들도 이와 같은 후회를 할 것입니다.

하지만 후회도 삶의 일부입니다. 그때 자신의 마음을 전달하지 못했기에 다른 인생을 살고 있는지도 모릅니다. 그때의 선택이 최선이었다고 생각하는 건 어떨까요?

'행복을 포기하지 않았더라면' 하고 후회하는 사람도

많습니다. 사람은 누구나 행복한 삶을 위해 노력합니다. 좋은 직장에 취직하고 좋은 사람을 만나 가정을 꾸려 행복하게 사는 것이 당연하다고 여깁니다.

그러나 생각대로 되지 않는 것이 인생입니다. 인생을 그저 흘러가는 대로 사는 사람이 대부분일 것입니다. 저 역시 그중 한 사람입니다. 결과적으로는 좋은 직업을 얻고 좋은 아내를 만났지만 그렇게 열심히 살지는 않았습니다.

공학부에 들어갔다가 다시 시험을 치르고 미에대학 의학부에 입학한 것도 약국을 운영하던 친척의 권유 때문이었습니다. 지금의 아내와는 대학 때 테니스 동아리 선후배 사이였습니다. 하지만 의사가 되어 오사카대학에서 계속 연구를 하고 싶다는 의지만큼은 강했습니다. 오사카대학에서 부교수로 일하다가 그만둔 후 여러 병원에서 의사로 근무했습니다. 40세가 되던 해 어느 날 문득 지금이 아니면 유학을 떠날 수 없다는 생각이 들어 뒤도 돌아보지 않고 미국으로 건너갔습니다. 행복해지기 위해서라기보다는 '유학을 가고 싶다'는 의지가 강했을 뿐입니다.

가족에게는 미안한 일이지만 지금 생각해도 잘한 결정

이었기에 후회는 없습니다. 만약 유학을 다녀온 후 일이 잘 풀리지 않았다면 후회했을지도 모릅니다. 무릇 사람이란 성공하면 후회하지 않지만 실패하면 후회하기 마련입니다. 하지만 다른 선택에는 다른 후회가 따라왔을 것입니다. 죽을 때 후회하지 않는 사람은 별로 없으므로 후회를 두려워하지 맙시다.

죽기 전까지 시간적 여유가
있는 편이 좋다

지난날을 돌이켜보니 제 삶에 가장 큰 영향을 미친 사람은 나카무라 진이치(中村仁一) 선생이었습니다. 그는 교토 대학 의학부를 졸업하고 교토 시내에 위치한 다카오병원의 원장과 이사장을 거쳐 2000년에는 사회복지법인 노인요양원인 도와엔 부속 진료소의 소장으로 취임했습니다. 1996년부터는 '자신의 죽음을 생각하는 모임'을 주관하기도 했습니다.

저와 동료 연구자들이 주최하는 '삶과 죽음을 생각하는 사회 포럼'에 나카무라 선생을 강사로 초빙한 적도 있었습니다. 저와 함께 남성의 삶을 연구하던 오무라 에이쇼 선생이 대장암에 걸린 것을 계기로 포럼을 시작했는데 벌써 12년이나 지났습니다. 대장암은 다른 암에 비해 예후가 좋은 편이지만 오무라 선생의 경우는 이미 복막까지 전이되어 1년을 넘기기 힘들다는 시한부 선고를 받은 상태였습니다.

그가 암에 걸리기 전에는 '남성의 삶'을 주제로 연구회나 강연회를 열었는데 암에 걸린 후에는 '남성의 죽음'을 주제로 연구회를 개최했습니다. 그리고 그의 업적을 세상에 남기기 위해 포럼도 설립했습니다. 멋있게 죽기를 바라던 그는 항암 치료로 인해 머리카락이 빠지자 치료를 중단했습니다.

어느 날 애연가이기도 했던 그가 '담배를 끊어야 할까?'라고 묻기에 '지금부터 금연한다고 달라질 게 있나요?'라고 조금 무례하게 대답했습니다. 가끔 있는 회식 자리에서 술을 마시거나 흡연실에서 담배를 피우는 그의 모습을 보며 '수명이 줄더라도 삶의 마지막 순간에는 하고 싶은 대로 하고 살자'고 결심했습니다.

암에 걸린 사실을 처음 알았을 때는 저에게 남은 시간

이 6개월 정도밖에 없다고 생각했습니다. 하지만 밝고 긍정적으로 살려고 노력한 덕분인지 5년이 지나도록 건강하게 살고 있습니다. 투병 생활을 하는 동안 다수의 저명인사를 강사로 초청해 포럼을 개최했는데 그중 한 사람이 나카무라 선생이었습니다.

나카무라 선생은 매달 '자신의 죽음을 생각하는 모임'을 열었습니다. 2012년에는 《편안한 죽음을 맞으려면 의사를 멀리하라》(大往生したけりゃ医療とかかわるな)는 책을 써서 베스트셀러 작가가 되었습니다. 그는 90세 이상 말기 암 환자에게 정맥 주사나 코에 연결된 튜브로 영양을 공급하지 않으면 편안한 죽음을 맞을 수 있다고 믿고 그대로 실천했습니다.

저는 막 의사가 되었을 무렵부터 많은 암 환자를 치료했습니다. 암 말기가 되면 복수나 흉수가 차서 고통이 매우 심하기 때문에 3일에 한 번은 물을 빼야 합니다. 고통스러운 투병 생활에 지친 환자들을 봐온 저는 암으로 죽는 것만큼은 피하고 싶었습니다.

당시에는 환자의 수명을 연장하는 것이 의사의 사명이었기에 정맥 주사로 영양을 공급하거나 인공호흡기로 산소를 제공하는 것이 당연시되었습니다. 신참내기 의사였던 저는 '이렇게까지 해야 하나?'라고 생각하면서도 선배 의사의 지시에 따라 무의미한 연명 치료를 계속했습니다. 암 환자들을 치료하며 느낀 점은 연명 치료가 평온한 죽음을 방해한다는 것입니다.

나카무라 선생은 복수나 흉수가 차는 이유는 주사나 튜브를 통해 영양을 공급하기 때문이라서 영양 공급을 중단해야 한다고 주장했습니다. 탈수 상태가 되면 복수나 흉수가 차는 일은 없을 것입니다. 그는 음식을 거부하는 환자에게 억지로 음식을 제공할 필요는 없고 영양 공급을 중단한다고 해서 심한 고통을 겪는 것도 아니라고도 했습니다. 목이 마르거나 배가 고픈 환자에게는 물이나 음식을 제공해야 하지만 음식을 받아들이지 못하는 상태에서 억지로 영양을 공급하면 환자에게 고통을 줄 수도 있습니다.

나카무라 선생의 이야기를 듣고 돌연사를 희망하던 저

는 '암으로 죽는 것도 나쁘지 않다'고 생각을 바꿨습니다. 물론 어느 정도 나이를 먹었을 때의 이야기입니다. 젊은 사람이 암에 걸리면 정말 고통스럽습니다.

돌연사는 당사자에게는 평온한 죽음이지만 남은 가족에게는 고통을 안겨주는 죽음입니다. 왜냐하면 죽음을 준비할 시간이 없기 때문입니다. 사후에 재산을 어떻게 분배할지에 대해 자신의 의사를 남기지 않으면 가족 간에 재산 다툼이 생길 수도 있고 가족이 모르고 있던 재산이 나중에 발견되면 난감한 상황이 발생할 수도 있습니다.

그런데 암에 걸리면 죽음을 준비할 시간적 여유가 있기에 암으로 죽는 것도 나쁘지 않다고 생각했습니다. 그러던 차에 암이 온몸에 퍼진 사실을 알게 되었습니다. 다행히 호르몬 치료가 효과가 있었는지 지금(2022년 봄)은 보통의 삶을 살고 있지만 매일 조금씩 신변을 정리하고 있습니다.

제가 암에 걸린 사실을 알고도 그렇게 당황하지 않은 이유는 나카무라 선생을 만났기 때문입니다. 그리고 오무라 선생과 함께 '삶과 죽음을 생각하는 사회 포럼'을 진행했기 때문입니다. 오무라 선생이 세상을 떠나고 한동안 포럼을 중단했다가 제가 암에 걸린 후부터 3개월에 한 번 정도 온라인으로 포럼을 개최하고 있습니다.

나카무라 선생은 2021년 6월에 81세의 나이로 세상을 떠났습니다. 평소의 소신대로 산소 공급 이외의 연명 치료는 거부했습니다. 진정제도 사용하지 않았다고 하니 큰 고통은 없었던 모양입니다. 삶의 마지막 날 아침에 돈가스를 먹었다는 이야기도 들었습니다.

그는 건강했을 때부터 골판지로 만든 관을 집에 두고 가끔 관 안에 들어가 죽은 후의 모습을 상상했다고 합니다. 유족들이 그 골판지 관에 나카무라 선생의 시신을 모시려고 했다고 합니다. 마지막까지 자신의 소신대로 살다가 떠난 나카무라 선생의 명복을 빕니다.

임종을 지키지
못하더라도

며칠 전에 말기 암으로 입원한 환자를 돌보는 가족 간
병인에 대한 칼럼을 읽었습니다. 환자의 생명이 언제 끊어
질지 몰라 가족이 24시간 내내 환자 곁을 지켜야 한다는 내
용이었습니다.

말기 암 환자가 병원에 입원하면 주사나 튜브를 통해 영
양을 공급하는 등의 최소한의 연명 치료를 받게 됩니다. 영
양을 공급하면 수명이 연장될 가능성이 높아지고 그만큼
가족이 병실에서 보내는 시간도 길어집니다. 간병 기간이
길어지면 환자는 물론이고 돌보는 가족도 지치게 됩니다.

예전에는 병원에서 극심한 통증에 시달리는 말기 암 환자에게 마약성 진통제 등을 사용하는 완화치료를 시행했습니다. 그러나 지금은 개원의들 중에도 완화치료를 전문으로 하는 의사가 많아 입원하지 않더라도 경구용 마약성 진통제를 처방받을 수 있습니다. 저는 마지막까지 입원하지 않고 집에서 편안히 생을 마감하고 싶습니다.

암이 온몸의 뼈에 전이되면 상당한 통증이 동반되기에 최종적으로는 마약성 진통제를 사용할 수밖에 없습니다. 그리고 임종이 다가오면 음식뿐만 아니라 물도 삼키기 힘들어집니다. 몸은 지치고 힘들어도 움직이지 않으면 큰 문제는 발생하지 않지만 의식은 점점 희미해집니다. 이때 진통제나 마약성 진통제를 사용하면 몽롱한 상태가 되어 통증을 느끼지 못하게 됩니다.

아직 의식이 흐릿해진 적은 없어 그럭저럭 버틸 만하다고 쉽게 말할 수는 없지만 작년 말에는 죽음을 코앞에 둔 상황까지 갔었기에 어느 정도는 임종을 예측할 수 있습니다. 앞서 언급했듯이 유전자 변이를 표적으로 하는 치료제가 기적적인 효과를 발휘해 죽음의 문턱에서 살아 돌아올 수 있었습니다.

생이 얼마 남지 않은 말기 암 환자에게 수액과 영양을 공급하지 않으면 물과 음식을 끊은 뒤 일주일 이내에 사망하게 됩니다. 완화치료 담당 의사가 왕진을 오면 집에서 사망하더라도 사망 진단서를 써주기 때문에 경찰에 신고하지 않아도 됩니다.

집에서 생의 마지막을 보내면 가족이 24시간 환자의 곁을 지키지 않아도 되고 아침저녁으로 얼굴도 마주할 수 있습니다. 저는 가족에게 임종을 지키지 않아도 된다고 미리 말해두었습니다. 의사인 아내와 딸이 환자를 돌보는 일을 우선으로 생각했으면 좋겠습니다.

지금부터 제 어머니의 이야기를 할까 합니다. 어머니는 돌아가시기 한 달 전부터 식욕이 없어져 아이스크림이나 물을 조금씩 먹었는데 그마저도 점점 삼키지 못하게 되었습니다. 어머니를 돌보던 간호사가 수액을 맞아야 한다고 했지만 거부했습니다. 어머니의 죽음이 가까워졌다는 것을 느낀 저는 어머니가 입원한 요양병원을 자주 찾아갔습니다.

어느 날 요양병원에서 어머니 상태가 안 좋으니 빨리 와야 할 것 같다는 연락이 와서 바로 달려갔습니다. 요양병원에 도착했을 때는 이미 돌아가신 뒤였습니다. 돌아가시기 며칠 전까지만 해도 함께 이야기를 나누던 어머니의 죽음이 믿기지 않았습니다.

어머니는 오후 1시에 돌아가셨는데 사망 진단서에 적힌 사망 시각은 4시였습니다. 담당 의사가 병실에 도착한 시간이 아닐까 싶습니다. 어머니가 정확하게 몇 시에 돌아가셨는지 모를뿐더러 임종도 지키지 못했습니다. 하지만 마지막 한 달 동안 많은 이야기를 나누었기에 임종을 지키지 못한 아쉬움은 없습니다.

임종이 가까워지면 의식이 희미해져 가족이 말을 걸어도 거의 반응하지 않습니다. 임종을 지키는 것도 중요하지만 정말 당신에게 소중한 사람이라면 건강할 때 많은 대화를 나눠야 합니다.

오래 살기를 원하면 잘 살아라.

어리석음과 사악함이 수명을 줄인다.

_벤자민 프랭클린

죽음이 곧
끝은 아니다

개관사정(蓋棺事定)이란 관 뚜껑을 덮은 후에야 일을 결정할 수 있다는 뜻으로 사람이 죽은 후에야 그 사람에 대한 평가를 제대로 할 수 있음을 이르는 말입니다.

2022년 4월 현재, 러시아의 우크라이나 침공에 대해 전 세계가 비난의 목소리를 높이고 있습니다. 우크라이나 진입을 명령한 푸틴 대통령의 지지율은 여전히 높은데 이는 언론이 통제되었기 때문일지도 모릅니다. 설령 러시아가 우크라이나 점령에 성공하더라도 푸틴은 제2차 세계대전 이후의 최악의 인물로 역사에 이름을 남길 것입니다.

독일의 히틀러도 처음에는 민중들에게 큰 지지를 받았지만 결국은 20세기의 극악무도한 독재자로 역사에 이름을 남겼습니다. 현재 독재를 펼치고 있는 국가 원수들 또한 훗날 역사 교과서에 극악무도한 인물로 실리게 될 가능성이 있습니다. 자신의 미래를 내다보지 못하는 이유는 죽으면 모든 게 끝난다고 생각하기 때문입니다. 인류 역사에 극악무도한 인물로 전해지는 것에 두려움이 없기에 독재를 펼치는 것입니다.

저처럼 권력이 없는 평범한 시민들은 좋은 일로든 나쁜 일로든 세상에 이름을 남기지 못하고 생을 마감하겠지만 죽음이 곧 끝을 의미하는 것은 아닙니다. 권력자는 역사가 평가하고 우리 같은 소시민은 가족이 평가할 것입니다.

최근 들어 노인 학대나 가족 간 살인이 심심찮게 보도되고 있습니다. 건강한 노인이라도 고집이 세고 제멋대로면 가족에게 소외당하는 경우가 많습니다. 나이가 들면 들수록 고집이 더 세져 가족과 갈등을 빚게 됩니다.

저는 너무 오래 살고 싶지는 않습니다. 그 이유는 나이가 들면서 성격이 나쁘게 변해 가족에게 못되게 굴까 봐 걱정되기 때문입니다. 제가 늙어서도 제 삶을 통제할 수 있을지 불안합니다. 전립선암과 함께 살아가고 있는 지금은 죽는 것보다 늙어서 내 의지대로 살 수 없게 되는 것이 더 두렵습니다.

초고령 사회가 되면서 간병 살인이나 가족 동반 자살에 대한 기사가 매주 보도되고 있지만 암 환자가 그런 사건에 휘말렸다는 이야기는 들은 적이 없습니다. 암으로 죽는 것은 안타까운 일이지만 가족과 몇 달의 시간을 두고 아름다운 이별을 준비할 수 있다는 것은 어찌 보면 축복입니다.

자신이 죽은 후에 어떤 평가를 받았는지 알 수 있는 사람은 없지만 적어도 늙어서 가족에게 외면당하는 사람만은 되지 않기를 바랍니다. 가족과 멀어지면 슬픈 이별을 해야 할지도 모르므로 가족을 소중히 여겨야 합니다.

장례식에 가고 싶지
않은 마음

　요즘 들어 병문안도 안 가고 장례식에도 참석하지 않고 있습니다. 그리고 제가 존경하는 선배이자 사회학자이자 승려인 오무라 에이쇼 선생이 주장한 '멋지게 죽는 법'을 다시 한번 마음속에 새기고 있습니다.

　오무라 선생은 대장암으로 1년 시한부 선고를 받았지만 5년을 버텼습니다. 임종이 가까워지자 몸 상태가 급격히 나빠져 결국 병원에서 생을 마감했습니다. 그는 건강했을 때부터 '누워 지내는 환자에게 병문안을 갈 필요는 없다'고 강조했습니다. 아무리 굳센 사람이라도 암 말기에 이르면 고통스러운 법입니다. 가족 이외의 사람에게 고통에 시달리는 자신의 모습을 보이고 싶지 않은 사람도 있을 것입니다. 저역시 건강할 때는 친구를 만나더라도 건강이 나빠져 거동을 못하게 되면 면회를 거부하려고 합니다. 몸이 아프고 힘들 때 친구들이 병문안을 오면 심신이 더 지치기 때문입니다.

　최근에 와서는 지인의 부고를 접하더라도 장례식에 참석하지 않고 있습니다. 가까운 친척의 장례식만큼은 어쩔 수 없이 참석하지만 친척 외에는 아무리 친한 사이라도 참석하지 않고 있습니다.

　곰곰이 생각해보니 아프기 전에 허심탄회하게 대화를 나눈 친구는 겨우 두세 명밖에 없었습니다. 저의 속내를 잘 아는 친구들이기에 제가 갑자기 쓰러져 세상을 떠나더라도 딱히 후회할 일은 없을 것입니다.

　제가 장례식에 가고 싶지 않은 이유는 그곳에 가면 정말 마지막 이별이 되는 것 같아서입니다. 장례식에 가지 않으면 고인이 제 마음속에 살아 있는 것처럼 느껴집니다. 물론 어디까지나 저만의 생각입니다. 자주 만나지 못한 사람이 아프거나 세상을 떠나면 어딘가 먼 곳에서 살고 있다고 생각하려고 합니다. 그렇게 이별을 견디고 싶은 마음입니다.

저는 집에서 가족과 함께 보내다가 세상을 떠난다면 그것으로 만족합니다. 유명한 사람 중에는 가족장을 치른 후에 고별식을 거행하는 사람도 있는데 저는 고별식을 하든 안 하든 상관없습니다. 다만 가까운 친구들이 고별식을 열어준다고 하면 거절할 생각은 없습니다.

60세까지 살아 있다는 것에
감사하자

《덤으로 사는 인생》(おまけの人生)은 저명한 생물학자인 모토가와 타츠오(本川達雄)가 저술한 책입니다. 그의 연구에 따르면 동물의 크기가 다르면 시간의 속도도 달라진다고 합니다. 몸집이 큰 동물의 시간은 천천히 흐르고 몸집이 작은 동물의 시간은 빠르게 흐르기 때문에 동물의 수명은 심장박동수(맥박수)와 깊은 관련이 있다고 합니다.

일반적으로 몸집이 작은 동물은 심장박동이 빠르고 몸집이 큰 동물은 느립니다. 이에 대해서는 《코끼리의 시간, 쥐의 시간》(ゾウの時間 ネズミの時間)이라는 책에 자세히 나와

있습니다. 여담이지만 모토가와 다쓰오 선생은 생물학 지식을 토대로 여러 곡을 작사·작곡하여 음반을 발매해 '노래하는 생물학자'로도 유명합니다.

　그의 주장에 따르면 동물의 시간은 체중의 4분의 1제곱에 비례하므로 체중이 2배 늘어나면 시간은 1.2배 천천히 간다고 합니다. 코끼리와 생쥐는 체중 차이가 10만 배이므로 코끼리의 시간은 쥐에 비해 18배나 천천히 간다고 할 수 있습니다. 같은 세상에 살고 있더라도 각각의 동물이 보고 있는 광경은 전혀 다를지도 모릅니다.

　대부분의 동물은 평생 15억 회 정도 심장이 뛰므로 심장박동이 빠른 동물의 수명은 짧고 느린 동물의 수명은 길다고 할 수 있습니다. 이런 주장이 전적으로 타당한지는 알 수 없지만 심장박동수와 수명의 관계는 여러 연구를 통해 입증된 바 있습니다. 심장박동수로 수명을 계산해주는 사이트도 있습니다.

　분당 심장박동수가 70회 정도인 사람은 심장질환으로 사망할 확률이 낮지만 70회보다 많거나 적으면 심장질환으로 사망할 확률이 높아집니다. 혈압이나 심장박동수가 높은 사람은 그렇지 않은 사람에 비해 심근경색이나 뇌졸중으로 사망할 확률이 높습니다. 혈압이 높은 사람은 1.65배, 심장박동수가 높은 사람은 2.16배, 혈압도 높고 심장박동수도 높은 사람은 3.16배나 된다는 데이터도 있으므로 건강을 위해서라도 심장박동수를 적절히 유지할 필요가 있습니다.

모토가와 선생의 주장대로라면 인간의 수명은 30세 전후가 됩니다. 극단적인 생각일 수 있지만 폐경이나 노안이 찾아오는 시기인 50세가 넘도록 생존한다면 30세 이후의 20년은 '덤으로 사는 인생'이라고 할 수 있습니다.

조몬 시대(일본 선사시대 구분의 하나로 우리나라의 신석기시대 또는 빗살무늬토기 시대에 해당-옮긴이)에 일본 열도에서 거주했던 조몬인의 평균 수명은 30세 전후였습니다. 15세 정도에 아이를 낳고 그 아이가 성인이 되었을 때 생이 끝나던 시대에 비해 현대를 사는 우리의 평균 수명은 훨씬 길어졌습니다.

생활환경이 좋아지고 의학이 발달한 덕분에 인간의 수명이 100세까지 늘어날 것이라는 설도 있습니다. 평균 수명이 80세를 넘어섰기에 '80세까지 사는 것이 당연하다'고 생각하는 사람도 있겠지만 모토가와 선생의 말에 따르면 이는 지극히 부자연스러운 현상입니다.

그의 말을 전적으로 믿는 것은 아니지만 60세 이후의 삶은 덤으로 사는 인생이라고 여기고 있습니다. 60세는 육십갑자가 한 바퀴 돌아 갑으로 돌아온다는 '환갑'에 해당하므로 60세 이후의 삶을 덤으로 생각하기 딱 좋은 나이입니다.

저는 2022년에 66세가 되었으므로 6년을 덤으로 살고 있는 셈입니다. 64세에 암 판정을 받고 약 2년 동안은 비교적 평온한 인생을 살았습니다. 저에게 남은 시간이 얼마인지는 모르지만 치료를 계속 받는다고 가정하면 평균 생존 기간은 3~5년입니다. 앞으로의 삶은 '덤에 덤으로 사는 인생'이라고 생각하려고 합니다. 인생 80년이니 100년이니 하는 시대에 70세 전후로 세상을 떠난다면 너무 빠른 이별이 되겠지만 인간의 수명이 30년이라는 주장도 있기에 70년은 꽤 긴 인생입니다.

저는 의사로 일하며 많은 사람을 떠나보냈습니다. 그중에는 60세를 넘기지 못하고 세상을 떠난 사람도 많습니다. 아마도 이른 나이에 떠나는 것을 아쉬워하며 눈을 감았을 것입니다. 이런 사람들을 생각하면 60세까지 살아 있다는 것에 먼저 감사해야 합니다.

앞으로 얼마나 더 살 수 있을지 모르지만 '덤에 덤으로 사는 인생'이라고 생각하면 앞으로 고생하더라도 조금은 마음이 편해집니다. 평소에 짜증 내지 않고 차분함을 유지한다면 심장박동이 느려져 예상보다 오래 살 수도 있습니다.

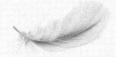

인간사에는 안정된 것이 하나도 없음을 기억하라.

그러므로 성공에 들뜨거나 역경에 지나치게 의기소침하

지 마라.

_소크라테스

나만의 엔딩 노트로
죽음을 준비하자

암 판정을 받고 가장 먼저 한 일은 죽음을 준비하는 것이었습니다. 당시에는 몸 상태가 너무 안 좋아 2~3개월을 넘기기 힘든 상황이었기에 죽은 후의 일을 생각하며 서둘러 행동으로 옮겼습니다.

실은 어머니가 돌아가셨을 때 아내와 함께 '엔딩 노트'를 샀는데 거기에는 죽은 후에 재산은 어떻게 분배할지, 친인척 관계는 어떻게 되는지 등을 적는 란이 있었습니다. 엔딩 노트는 자기소개서 같은 것입니다. 죽음을 준비할 때 가장 중요한 일은 예·적금이나 토지·가옥 등의 재산을 정리하는 것입니다. 저는 '재산 정리를 아내에게 맡긴다'고 엔딩 노트에 간단하게 적었습니다.

요즘은 신용 카드나 포인트 카드도 중요해졌습니다. 만일을 대비해서 아이디와 비밀번호는 노트에 기록해두는 것이 좋습니다. 저는 카드에 쌓인 포인트도 적극적으로 사용하고 있습니다. 만약 대출을 받았다면 정확하게 금액을 기재해야 합니다. 그렇게 하지 않으면 남겨진 가족에게 큰 부담이 될 수도 있습니다. 친인척 관계에 대해서도 어느 정도 적어두는 것이 좋습니다. 혹시 숨겨진 자식이 있다면 나중에 가족이 놀라지 않도록 어딘가에 적어놓을 필요도 있습니다.

두 번째로 중요한 일은 연명 치료에 대한 본인의 의사를 밝히는 것입니다. 저는 가족에게 아무것도 하지 말라고 당부했습니다. '아무것도 하지 말라'는 말은 일체의 연명 치료를 거부한다는 뜻입니다. 특히 위루술만큼은 무조건 피하고 싶습니다.

엔딩 노트에는 취미나 좋아하는 것을 적는 란이 있었지만 그런 것까지 자식에게 알리고 싶지는 않아 빈칸으로 남겨두었습니다. 자식에게 해주고 싶은 말을 적는 란도 있었는데 아무것도 쓰지 않았습니다. 의사로 일하면서 틈을 내어 출간한 책이 지금까지 20여 권 되는데 며칠 전에 그 책들을 정리해서 3명의 딸에게 보냈습니다. 언젠가는 읽어줄 것이라고 굳게 믿고 있습니다.

엔딩 노트를 채우면서 죽음을 준비하는 데 일주일 정도 걸렸습니다. 제일 마음에 걸리는 것은 죽음을 맞기 위한 준비가 끝나면 그 후에는 할 일이 없다는 것입니다. 그래서 생각 끝에 제 유품을 정리하기로 했습니다. 죽기 전에 유품을 정리한다는 말은 이치에 맞지 않기에 일본에서는 '생전 정리'라고 부릅니다. 가족에게 부담을 주지 않기 위해 살아 있을 때 불필요한 물건들을 정리하려고 합니다.

저에게는 소중한 철도 모형이지만 가족에게는 그저 쓰레기일 수 있습니다. 제법 가격이 나가는 물건도 있기에 중고로 팔면 돈도 벌 수 있습니다. 다행히 2명의 손자가 있어 철도 모형은 그들에게 물려줄 생각입니다. 올해 5세인 손자는 저처럼 철도 모형을 좋아합니다. 그래서 어떻게든 철도 모형을 완성하려고 노력 중입니다.

지금은 옥상 텃밭과 텃밭을 손질할 때 사용했던 도구들을 정리하고 있습니다. 그리고 저나 우리 가족에게 필요 없는 물건들은 버리고 남기고 싶은 물건들만 따로 모아두고 있습니다. 유품을 생전에 정리하려면 꽤 긴 시간이 필요합니다.

죽음을 앞두고 있지 않은 사람들은 70세 전후가 되었을 때 불필요한 물건들을 정리하는 것은 어떨까요? 고백하자면 저는 유품을 정리하는 한편으로 새로운 물건도 많이 사들였는데 그 재미가 쏠쏠하더군요.

심폐소생술을
원하지 않을 경우

중병을 앓고 있는 고령자가 응급실에 실려 온다면 의사
는 심폐소생술을 시행할지 말지를 놓고 잠시 고민에 빠질
것입니다. 심폐소생술에 대한 본인의 의사는 물론이고 가
족의 동의도 확인할 수 없는 경우에는 의사는 의료 소송을
당하지 않기 위해서라도 최선을 다해 치료할 것입니다. 하
지만 이런저런 치료를 하다 보면 환자에게 도움이 되기는커
녕 오히려 방대한 의료비만 발생할 수 있습니다.

그래서 최근에는 응급실에 실려 온 환자에게 연명 치료
에 대한 본인의 의사를 미리 확인하는 병원도 증가하고 있

습니다. 실제 의료 현장에서는 의사들이 언제 쓰러질지 모르는 고령자에게 '만약 의식이 없는 상태로 병원에 실려 오면 어떻게 할까요?'라고 묻기는 어렵습니다. 만약 연명 치료를 원하지 않는 환자가 '연명 치료를 거부한다는 의사를 밝히고 싶은데 어떻게 하면 되나요?'라고 묻는다면 의사들의 고민은 한결 가벼워질 것입니다.

2012년에 40세 이상 치바현 주민을 대상으로 의식 조사를 실시한 결과 '죽음이 임박하면 연명 치료를 받지 않겠다'고 대답한 사람이 무려 86퍼센트에 달했습니다. 그럼에도 불구하고 64퍼센트나 되는 사람이 가족과 연명 치료에 대한 이야기를 나눈 적이 없다고 대답했습니다. 자신의 의사를 서면으로 남기고 싶다고 답한 사람은 41퍼센트나 되었는데 실제로 준비하는 사람은 겨우 5퍼센트에 불과했습니다. 이런 문제를 해결하기 위해 의료사회복지사를 채용하는 병원도 있습니다.

그러나 언제 어디서 쓰러질지는 아무도 모릅니다. 그리고 어느 병원으로 실려 갈지도 모릅니다. 운이 나쁘면 낯선

지방의 병원으로 실려 갈 수도 있습니다. 그렇게 되면 본인의 의지와는 다르게 연명 치료를 받을 가능성도 있습니다. 저는 이런 사태를 대비해 연명 치료를 받지 않겠다는 강한 의지가 있는 사람은 가슴에 심폐소생술 거부라는 문신을 새기는 것은 어떨까 싶습니다.

실제로 2017년 미국 플로리다주 마이애미에서 가슴에 '심폐소생술 거부'라는 문신을 새긴 환자(70세)가 의식이 없는 상태로 병원에 실려 와 화제가 되었습니다. '심폐소생술 거부'는 영어로 'Do Not Resuscitate'입니다. 환자의 신원을 확인할 수 없는 상황에서 의사는 어떻게 대처해야 할지 망설였다고 합니다. 하지만 그것도 잠시 정보가 불확실할 때는 돌이킬 수 없는 조치는 취하지 않는다는 원칙에 따라 환자를 치료하려고 했습니다.

그런데 'Not'에 밑줄을 그어 강조한 데다가 서명도 있었기에 문신을 무시할 수는 없었습니다. 결국 의사는 병원 윤리위원회와 상의한 끝에 환자의 뜻대로 연명 치료를 중단했습니다. 환자가 사망한 후 심폐소생술 거부를 명시한 서류가 발견되어 문제가 되지는 않았습니다.

환자 본인이 연명 치료를 거부하더라도 의사는 사람의 병을 고치고 생명을 살려야 할 의무가 있기에 환자의 요청을 받아들이기는 쉽지 않습니다. 건강할 때 가족의 동의를 얻어 본인의 의사를 서면으로 남기고 그것을 단골 병원의 의사에게도 전달할 필요가 있습니다.

　하지만 독거노인이나 여행 중에 갑자기 병에 걸린 사람들은 본인의 의사를 바로 알리기는 어렵습니다. 그렇다면 가슴에 새긴 문신을 자신의 의사를 표명하는 수단으로 인정해도 되지 않을까요? 그렇게 되면 공중목욕탕이나 온천과 같은 시설에서 행해지는 문신 규제를 완화할 필요가 있습니다.

　오사카 지방법원은 작년에 의료법 위반 혐의로 기소된 문신 시술자에게 '문신은 의료행위에 해당하므로 비의료인은 문신을 시술할 수 없다'며 유죄를 선고했습니다. 그 후 오사카 고등법원에서 무죄로 판결을 뒤집었습니다.

　판결에 대한 찬반은 별개로 하고 앞으로는 단골 병원의 의사가 '심폐소생술 거부'라는 문신을 시술하는 시대가 올지도 모릅니다. 의료보험이 적용될지는 모르겠네요.

이렇게 죽는 것도
인생이다

2016년 10월에 혼자 살고 있던 히라 미키지로(平幹二朗) 라는 배우가 82세의 나이로 세상을 떠났습니다. 그의 장남 이자 배우인 히라 타케히로(平岳大)가 그와 연락이 닿지 않 아 집으로 찾아갔더니 욕조 안에 몸을 담근 채 호흡이 정지 된 상태로 발견되었다고 합니다.

국민생활센터의 조사에 따르면 12월과 1월은 목욕 중 돌연사가 가장 많은 시기라고 합니다. 목욕 중 사망하는 사 람은 연간 1만 4,000명에 달하는데 이는 2015년 한 해 교통 사고 사망자 수인 4,177명보다 3배 이상 많은 수치입니다.

사망자의 85퍼센트가 65세 이상 고령자인데 그중 65~74세 이하 고령자가 27퍼센트인 반면 75세 이상 고령자는 73퍼센트로 압도적으로 많았습니다.

돌연사의 중요한 원인 중 하나는 목욕 전후에 나타나는 급격한 혈압 변화(열충격)입니다. 겨울에는 탈의실이나 욕실의 온도가 낮은 탓에 혈관이 수축해 혈압이 상승합니다. 혈압이 올라간 상태에서 미지근한 물에 몸을 담그면 혈관이 확장되어 혈압이 떨어지지만 뜨거운 물에 몸을 담그면 혈압이 더 오를 수 있습니다.

목욕을 마치고 차가운 탈의실로 나오면 다시 혈압이 올라가게 되는데 이런 급격한 혈압 변화와 탈수로 인해 뇌졸중이나 심근경색이 발생하기 쉽습니다. 목욕 중에 혈압이 큰 폭으로 변하면 현기증을 느끼다가 의식을 잃고 쓰러져 익사할 가능성도 있습니다. 실제로 목욕 중 돌연사 가운데 익사가 20퍼센트, 병사가 80퍼센트라고 합니다. 욕조에 몸을 담그는 목욕법은 샤워보다 위험하므로 겨울철에는 되도록 샤워만 하는 것이 좋습니다.

겨울 추위가 심한 후쿠이현, 야마가타현, 도야먀현 등

의 지역에서는 목욕 중 돌연사 발생률이 높은 반면에 혹한의 추위로 유명한 홋카이도에서는 그렇게 높지 않습니다. 그 이유는 난방 시스템이 보급되었기 때문입니다.

날씨가 추울 때는 탈의실과 욕실을 충분히 따뜻하게 해놓는 것이 좋습니다. 그리고 목욕하기 전에 수분을 섭취하고 욕조의 물 온도는 38~40도 정도로 맞추는 것이 좋습니다. 그러면 혈관이 확장되어 혈액순환이 원활해집니다. 어깨까지 푹 담그는 전신욕보다는 반신욕이 좋습니다.

지금까지는 겨울철 목욕법에 대해 이야기했고 이제부터는 히라 미키지로의 죽음에 대해 제 나름의 생각을 말해볼까 합니다. 사람은 언젠가 죽는다는 사실에는 주목하지 않고 자신의 건강만 챙기는 사람이 많은 듯합니다. 그런데 안타깝게도 죽기 전까지 건강한 사람은 많지 않습니다.

히라 미키지로는 숨지기 직전까지 건강한 모습으로 드라마에 출연했고 내년에는 연극에도 출연할 예정이었습니다. 연극 무대에 오르지 못하고 생을 마감한 것은 안타까운 일이지만 죽기 전까지 일을 계속할 수 있었다는 것은 큰 축복이 아닐 수 없습니다.

주변에 아무도 없이 홀로 생을 마감했지만 병원에서 무의미한 연명 치료를 받지 않고 세상을 떠난 것은 오히려 다행스러운 일입니다. 가족과 단절된 삶을 살지는 않았기에 사망한 다음 날 바로 발견되었는데 그것도 다행입니다. 주변 사람들과 단절된 채 홀로 사는 남성이 고독사를 하게 되면 백골화될 때까지 발견되지 않는 경우도 있으니까요.

대배우를 잃은 슬픔은 너무 크지만 그 배우의 삶과 죽음을 통해 많은 깨달음을 얻었습니다.

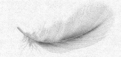

이미 끝나버린 일을 후회하기보다는 하고 싶었던 일들을
하지 못한 것을 후회하라.

_탈무드

3장

100세 인생은 행복일까, 불행일까?

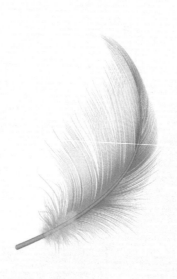

사람은 모두에게 사랑받을 때 사라지는 것이

가장 좋다.

_가와바타 야스나리

손주 세대에게 돌봄 의무를
강요해서는 안 된다

일본 총무성(우리나라의 행정안전부에 해당한다-옮긴이)은 2021년 9월 20일 경로의 날을 맞아 100세 이상 인구가 8만 6,510명을 넘어서면서 51년 연속 사상 최다 기록을 경신했다고 발표했습니다. 전년도보다 6,060명이나 증가한 수치입니다. 1970년에는 불과 310명이었던 100세 이상 인구가 2021년에는 8만 6,510명으로 51년 만에 약 280배 증가했습니다.

영국에서도 평균 수명이 발표되었는데 남성의 평균 수명이 7주 정도 감소했다고 합니다. 통계를 집계한 이후 처음으로 수명이 짧아졌는데 여기에는 신종 코로나 바이러스 확산이 큰 역할을 한 것으로 보입니다.

장수는 경사스러운 일이지만 조금 다른 각도로 생각하면 마냥 기뻐할 만한 일은 아닙니다. 100세 이상 고령자가 8만 명이 넘는다는 것은 누군가가 8만 명 이상의 고령자를 돌보고 있다는 의미입니다.

물론 100세가 넘어도 스스로의 힘으로 살아갈 수 있는 고령자도 있습니다. TV 등의 매스컴에 등장하는 건강한 고령자를 보면 부러울 수도 있지만 건강한 고령자가 매스컴에 등장하는 이유는 흔한 일이 아니기 때문입니다. 60세 정도 된 사람이 건강하고 자립적인 삶을 사는 것은 당연한 일이기에 매스컴에서도 다루지 않습니다. 개가 사람을 물면 뉴스가 되지 않지만 사람이 개를 물면 뉴스가 된다는 말도 있듯이 흔치 않은 사건이 뉴스가 되는 법입니다.

나이가 들어도 혼자 힘으로 살아가는 사람은 많습니다. 요리나 청소, 빨래 같은 집안일을 스스로 할 수 있을 뿐만 아니라 도움 없이 혼자 화장실도 가고 목욕도 할 수 있기에 가족에게 부담을 주지 않는다고 생각하는 사람이 있을지도 모릅니다.

하지만 제가 여러 가족의 이야기를 들어본 결과 일상생활은 스스로 하더라도 비일상적인 일은 혼자서 처리하지 못해 자꾸 연락한다는 사람이 적지 않았습니다. 가장 알기 쉬운 사례가 코로나 바이러스 백신 접종입니다. 일본의 경우 우편으로 배달되는 백신 접종권을 가지고 접종 센터에 방문해 접종을 신청해야 하는데 그 절차를 제대로 이해하지 못해 고생한 사람이 많았습니다. 대규모 접종 센터에서 백신을 접종받을 때는 온라인으로 신청해야 하기에 고령자에게는 쉬운 일이 아닙니다. 아무리 자립해 생활하더라도 이처럼 절차가 복잡한 일을 처리할 때는 누군가의 도움을 받아야 합니다.

가족이 한 달에 한두 번 정도 도와준다면 고생이라고 할 수는 없지만 거의 매일 도움을 요청한다면 부담이 될 수밖에 없습니다. 본인은 가족에게 부담을 주지 않기 위해 자립적인 삶을 살고 있다고 생각하겠지만 누군가에게 의지하고 있다는 사실을 깨달아야 합니다.

138

TV와 같은 매스컴에서 생존하는 최고령자를 소개하는 경우가 있는데 대부분 휠체어에 앉아 있습니다. 최고령의 나이에도 건강하다면 다행이지만 영상에 나오는 모습만으로는 잠을 자는 건지 깨어 있는 건지 판단하기 어려울 때도 있습니다. 저는 화면에 등장하는 최고령자보다는 주변 사람들을 더 눈여겨봅니다. 올해 소개된 최고령자는 남녀 모두 요양시설에 입소한 상태였기에 그들을 돌보고 있는 간병인의 모습도 화면에 나왔습니다.

고령자 본인이 100세를 넘겼다면 자식은 80~90세 정도이므로 부모보다 먼저 죽은 자식이 있을지도 모릅니다. 아직 살아 있다고 하더라도 노쇠한 자식이 초고령의 부모를 돌보기는 어렵습니다. 그렇다면 손주 세대가 조부모를 돌봐야 할까요?

저는 손주 세대가 초고령의 조부모와 부모를 돌보고 있다고 짐작합니다. 어느 정도 수명이 늘어나는 것은 축복이지만 너무 오래 살면 본인의 자식이 먼저 세상을 떠나게 되어 손주 세대에게 부담이 전가될 수도 있습니다.

해마다 최고령자가 매스컴에 등장합니다. 현존하는 세계 최고령자는 일본에 거주하는 118세의 할머니인데 안타까운 일은 최고령자가 매년 바뀐다는 점입니다. 최고령자가 바뀐다는 것은 먼저 소개된 사람이 세상을 떠났다는 의미입니다. 장수는 경사스러운 일이지만 너무 오래 살면 고령자 본인이나 가족이 겪는 고통이 늘어날 수도 있습니다.

가족에게 짐이 되지
않으려면

2019년 후쿠이현에서 시부모와 남편을 살해한 71세의 아내가 경찰에 체포되었습니다. 아픈 가족 3명을 혼자 돌보던 아내가 병간호에 지쳐 동반 자살을 시도했지만 본인만 살아남았다고 합니다. 3명을 살해하면 보통은 사형이 선고되는데 최종적으로는 징역 18년이 선고되었습니다. 형량이 낮아진 이유는 가해자에 대한 동정 여론이 높은 데다가 시동생도 처벌을 원하지 않았기 때문입니다.

오래 사는 것은 좋은 일이지만 나이가 들면 누군가의 도움을 받아야 합니다. 이번 사건의 경우는 90세가 넘은 시부모와 아픈 남편의 병간호를 아내 혼자서 감당했다고 하니 그의 삶이 얼마나 힘들었을지 상상도 안 됩니다.

아픈 노인을 돌봐야 하는 경우에는 되도록 요양시설을 이용하는 것이 좋습니다. 그 가족에게 어떤 사정이 있었는지는 모르지만 6년 동안이나 집에서 병간호를 했다고 합니다. 대부분의 고령자는 '가족에게 부담을 주기는 싫다'고 말하면서도 요양시설에 들어가는 것도 꺼립니다.

어린 나이에 어쩔 수 없이 가족을 돌보다가 우울증에 걸린 젊은 여성을 진찰한 적이 있는데 그의 이야기를 들어 보니 아픈 가족을 두 명이나 돌보고 있었습니다. 그 여성은 고등학교 때부터 할머니의 병간호를 도맡았는데 어머니는 뇌졸중으로 쓰러져 누워서만 지내는 상태라 할머니를 돌볼 수 없었습니다. 아버지는 일하느라 바빠서 가족을 돌볼 여력이 없었기에 병간호뿐만 아니라 집안일도 도맡아 하고 있었습니다.

정신적으로 지쳐 있는 딸을 보고 걱정이 된 아버지가 딸과 함께 제가 일하는 병원으로 찾아온 것입니다. 가족의

사연을 들어보니 어린 딸은 할머니와 어머니를 돌보기 위해 수업이 끝나면 친구들과 놀지도 못하고 곧장 집으로 돌아왔다고 합니다. 고등학교를 졸업하고 직장생활도 해봤지만 그 역시 병간호를 하기 위해 그만두었다고 합니다.

위의 사례처럼 가족의 병간호와 집안일을 도맡아 하는 청년을 '영 케어러(Young Carer, 젊은 부양자)'라고 부릅니다. 영 케어러의 가장 큰 문제점은 가족을 돌보기 위해 자신의 중요한 시간을 희생한다는 점입니다. 최근 들어 영 케어러 문제가 심각한 사회 문제로 대두되면서 그들에 대한 지원책도 늘어나고 있습니다.

2020년에 사이타마현에 거주하는 고등학교 2학년 전원(5만 5,772명)을 대상으로 가족 돌봄 실태를 조사한 결과에 따르면 '가족을 돌보고 있거나 과거에 돌본 경험이 있다'고 답한 사람은 4.1퍼센트(1,969명)였는데 그중에서 58.9퍼센트가 여성이었습니다. 돌봄 대상은 '조부모·증조부모'가 36.9퍼센트, 돌봄 내용은 '집안일'이 58퍼센트, 빈도는 '매일'이 35.3퍼센트로 가장 많았습니다.

가족을 돌보게 된 이유는 '부모가 일로 바쁘기 때문'이

29.7퍼센트로 가장 많았습니다. 학교생활에 영향이 없다고 답한 응답자는 41.9퍼센트였지만 '돌봄에 대해 이야기를 나눌 사람이 없어 외롭다' 19.1퍼센트, '스트레스를 느낀다' 17.4퍼센트, '공부할 시간이 부족하다' 10.2퍼센트 등 어려움을 겪고 있는 청년도 적지 않았습니다.

누군가의 도움 없이는 생활할 수 없는 상태가 되어도 집에서 지내고 싶겠지만 가족에게 부담을 주지 않으려면 요양시설에 입소해야 합니다. 특히 100세가 넘도록 장수한다면 자식이 먼저 세상을 떠날 수도 있습니다. 그렇게 되면 돌봄 부담이 손주에게 전가될 수도 있습니다. 오래 살기를 바랄 수는 있지만 가족에게 부담스러운 존재가 되지 않으려면 정신이 또렷할 때 가족의 부담을 줄일 수 있는 방법을 찾아봐야 합니다.

매일 3,800명 정도가 코로나 이외의
사유로 사망한다

신종 코로나 바이러스 변이종인 오미크론이 유행하고 있습니다. 일본보다 먼저 오미크론이 유행한 나라에서는 정점을 찍고 감소세에 접어들었지만 일본은 아직 정점에 도달하지 않았습니다. 다행히도 중증으로 갈 확률은 낮기 때문에 젊은이들에게 오미크론은 그다지 무서운 병은 아닙니다. 다만 고령자나 기저질환이 있는 사람이 오미크론에 감염되면 생명이 위험할 수 있으므로 주의해야 합니다.

코로나로 인한 사망자 수는 매일 공표되는데 사망자의 대부분이 90세 이상 고령자입니다. 최근에 공표된 일본 전

체 사망자 수는 하루 평균 4,000명 정도고 코로나 사망자 수는 하루 평균 200명 정도입니다. 코로나 이외의 사유로 사망한 사람이 하루 평균 3,800명 정도 되는 것입니다.

90세 이상 고령자는 노환으로 인한 폐렴으로 사망하는 경우가 많습니다. 나이가 들면 피할 수 없는 질병 중 하나가 암인데 암을 치료하는 중에 독감이나 폐렴에 걸려 사망하는 사람도 적지 않습니다. 신문 기사를 보면 90세 이상 고령자가 폐렴을 동반하지 않은 가벼운 질병을 앓다가 갑자기 사망하는 경우도 있다고 합니다. 사망자에 대한 부검을 실시한 결과 직접적인 사인은 코로나로 추정된다고 하는데 정말 코로나가 원인일까요?

코로나가 유행하면서 매년 기승을 부리던 독감은 잠잠해졌지만 90세 이상 고령자에게는 독감도 생명을 위협하는 무서운 병입니다. 해마다 겨울이 되면 노인복지시설에서 집단 감염도 발생합니다.

일본의 연간 독감 사망자 수는 3,000~1만 명 정도로 추정되지만 독감 관련 사망자까지 포함하면 더 많을 것으로 예상됩니다. 오미크론이 가장 먼저 확산된 오키나와현의 오미크론 사망률은 독감보다 낮고 사망자의 대부분은 90세 이상 고령자였습니다. 다만 매년 찾아오는 독감의 경우는 코로나처럼 철저하게 조사하지 않기에 단순히 사망률만 놓고 비교할 수는 없습니다.

　　우리 가족도 오미크론을 피해갈 수 없었습니다. 2022년 1월 말에 손녀가 학교에서 오미크론에 감염되어 큰딸 가족이 한동안 자가 격리를 했습니다. 저는 손녀를 만난 적이 없어 자가 격리 대상자는 아니었지만 저의 아내는 밀접 접촉자였기에 자가 격리를 해야 했습니다. 큰사위는 증상은 없었으나 항체 검사 결과가 양성으로 나와 병원에 출근하지 못했습니다. 가족 중에 오미크론에 감염된 사람은 큰딸, 큰사위, 손녀 그리고 손자 이렇게 4명이었습니다.

　　큰딸 가족이 모두 오미크론에 감염된 탓에 거의 매일 찾아오던 큰딸과 손주들이 2주 동안이나 오지 못했습니다. 손자를 유치원에 데려다주고 데려오는 일도 할 필요가 없어 몸은 편했지만 제 생활이 조금씩 흐트러지기 시작했습니다.

밀접 접촉자인 아내와는 한집에 살아도 식사는 따로 하는 등 되도록 마주치지 않으려고 했습니다. 며칠만 지나면 격리 기간도 끝나므로 원래의 생활로 돌아갈 것입니다. 이번 일로 가족과 함께하는 삶이 얼마나 행복한 것인지 새삼 깨달았습니다.

오사카의 오미크론 사망자 수는 도쿄보다 많은데 인구 100명당 3세대 가구원 수는 도쿄가 4.16명인데 비해 오사카는 6.00명으로 약 1.5배 많았습니다. 도쿄보다 3세대 가구원 수가 많은 가나가와현, 후쿠오카현, 아이치현 등의 지역에서도 감염자에 비해 사망자가 많았습니다.

코로나로부터 고령자를 보호하는 것이 무엇보다 중요합니다. 코로나에 감염되는 어린이가 많은 지금은 자녀, 손주와 함께 사는 건강한 고령자에게는 동거인이 코로나에 감염되면 호텔 등의 숙박시설로 잠시 피할 수 있도록 보조금을 주는 등의 대책이 필요합니다.

노년기 부부의 갈등이
낳은 비극

2021년 3월에는 오랜 세월 동안 남편을 원망하며 살았던 아내(76세)가 병간호에 지친 나머지 남편(83세)의 목을 톱으로 잘라 살해한 사건이 발생했습니다. 피해자인 남편은 퇴직금을 들고 집을 나간 뒤 불륜 상대와 동거를 시작했는데 남편이 병을 얻자 불륜 상대가 버리고 떠난 데다가 큰아들의 간곡한 부탁으로 아내가 있는 집으로 돌아왔다고 합니다.

살인이라는 행위를 용서해서는 안 되지만 오랫동안 불륜을 저지른 남편에 대한 아내의 분노를 이해한다는 사람도 있었습니다. 같은 달 후쿠오카현에서는 남편(83세)의 목을 졸라 살해한 혐의로 아내(75세)가 체포되었습니다. 두 사건의 공통점은 고령의 아내가 남편을 살해했다는 점과 간병 살인이라는 점입니다.

첫 번째 사건은 남편에게 앙심을 품고 살해했다기보다는 병간호에 지친 아내가 살인을 저지른 것으로 추정됩니다. 하지만 두 번째 사건은 남편에 대한 강한 원망이 범행 동기로 추정됩니다.

고령의 남편이 아내를 살해하는 경우에는 아내에 대한 원망으로 살인을 저지르기보다는 아픈 아내를 간병하다 지쳐 동반 자살을 시도했으나 본인만 살아남았다는 사례가 많습니다. 노년기 부부 사이에서 벌어지는 살인 사건이나 동반 자살 같은 비극을 막으려면 어떻게 해야 할까요?

최근 들어 황혼 이혼 건수 자체는 감소했지만 70세 이상 노년 부부의 이혼 건수는 증가하고 있습니다. 평균 수명 100세를 바라보는 시대입니다. 70세가 넘어도 앞으로 몇십 년을 미워하는 상대와 함께 살아야 한다면 그것만큼 괴로운 일도 없을 것입니다.

이혼하면 부부 문제는 해결되겠지만 노년 이혼에는 여러 가지 장애물이 있습니다. 가장 큰 장애물은 몸이 쇠약해진 남편입니다. 대부분의 남편은 이혼을 쉽게 받아들이지 못합니다. 남편을 미워하고 원망하는 아내가 남편이 오래 살기를 바라지는 않겠지만 평균 수명은 남녀 모두 증가하고 있습니다. 가정폭력을 휘두르던 남편이 오래 살게 되면서 가족 간 살인과 같은 비극이 일어난다면 정말 안타까운 일이 아닐 수 없습니다.

이런 비극을 막으려면 남편이 아내를 대하는 태도를 바꿔야 합니다. 여기까지 읽은 독자들 중에는 '내가 왜 그래야 하는데'라고 생각하는 사람이 많을지도 모릅니다. 그러나 노년 이혼은 남의 일이 아닙니다. 제가 일하는 병원에 찾아오는 사람 중에는 놀랍게도 '아내가 칼을 들고 휘두르는데 어떻게 해야 하냐'고 묻는 이도 적지 않습니다.

몸이 다치지 않는 것도 중요하지만 무엇보다 중요한 것은 남편이 피해자, 아내가 가해자가 되는 일만은 막아야 한다는 점입니다. 은퇴 후에도 아내와 화목하게 지내고 싶다

면 집안일을 같이하는 것은 물론이고 아내에게만 의지해서
도 안 됩니다.

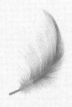

모든 사람의 끝은 같다. 오직 그가 어떻게 살았는지 그리

고 어떻게 죽었는지와 같은 세부적인 부분이 그 사람을

다른 사람과 구별하는 것이다.

_어니스트 헤밍웨이

지중해식 식단의
장점

유럽에서는 비만이나 당뇨병, 심장 질환 등을 예방하기 위해서는 채소 중심으로 약간의 육류를 섭취하는 '지중해식 요리'를 먹으라고 권합니다. 지중해식 요리란 스페인, 이탈리아, 그리스 등의 지중해 연안 국가에서 먹는 음식의 총칭입니다. 생선, 채소, 과일, 전립곡물(배아와 껍질 등을 제거하지 않은 곡물), 콩, 견과류 등의 지중해성 작물을 올리브유로 요리해서 먹는 로컬 푸드로 적당량의 레드와인을 곁들어 먹기도 합니다. 육류와 계란은 되도록 적게 섭취합니다.

항산화 성분이 풍부한 음식을 즐겨 먹는 지중해 연안

사람들은 다른 지역 사람들에 비해 심장병 발생률과 질병 사망률이 낮다고 합니다. 2013년에는 유네스코가 지중해식 식단을 세계무형문화유산으로 지정하기도 했습니다.

실제로 세계 여러 학회에서 지중해식 요리가 건강에 좋다는 연구 결과를 발표한 바 있습니다. 예전에 한 유럽 학회에 참석한 적이 있는데 제 일을 도와주는 조교의 연설 바로 앞에 '지중해식 식단과 건강에 관한 연구'라는 제목으로 연설한 사람이 있었습니다. 연설자는 지중해식 식단의 효과를 그래프로 설명했습니다.

연설이 끝나기를 기다렸다가 "많은 사람이 건강에 좋은 지중해식 요리를 먹지 않는 이유는 무엇인가요?"라고 조심스럽게 물었습니다. 그러자 '채소와 생선 위주의 식사를 하려면 돈이 많이 들어 경제적 여유가 없다면 먹기 힘들다'는 대답이 돌아왔습니다.

약 20년 전에 미국으로 유학을 갔을 때 고기 가격이 너무 저렴해서 놀란 적이 있습니다. 그런데 고기에 비하면 채소는 꽤 비쌌던 것으로 기억합니다. 요즘은 일본도 고기 가격이 그리 비싸지는 않지만 예전에는 생선이 저렴한 단백질 공급원이었습니다.

미국에서는 자원봉사단체가 슈퍼마켓의 협력을 얻어 경제적으로 어려운 가정에 빵과 고기를 전달하고 있습니다. 일자리를 잃어 생계가 어려운 사람들 중에는 매일 제공되는 빵과 고기를 먹은 탓에 비만이 된 사람도 많습니다. 식량 사정이 열악한 아프리카 난민들과는 전혀 다른 상황인 것입니다.

심장 질환 예방 효과가 있는 지중해식 식단의 혜택을 누릴 수 있는 사람은 학력이 높거나 소득이 높은 사람이라는 흥미진진한 연구 결과가 최근에 발표되었습니다. 이탈리아의 한 연구 기관이 35세 이상 남녀 1만 8,991명을 대상으로 약 4년간 추적 조사한 연구입니다. 일상에서 지중해식 요리를 얼마나 먹고 있는지를 점수(지중해식 식단 점수)로 평가한 결과 2점 올라갈 때마다 심혈관 질환 위험이 15퍼센트 감소했다고 합니다.

여기까지는 기존 연구 결과와 크게 다르지 않습니다. 좀 더 자세히 연구 결과를 살펴보면 지중해식 식단 점수가

2점 상승하면 소득이 높은 사람은 심혈관 질환 위험이 61퍼센트 감소했고 학력이 높은 사람은 57퍼센트 감소했습니다. 소득이 높은 사람은 규칙적인 운동과 정기적인 건강검진을 통해 건강을 유지하는 것은 아닐까 하는 생각도 했지만 이러한 요인을 제외하더라도 결과는 동일했다고 합니다.

지중해식 식단 점수가 같더라도 소득이 높은 사람은 소득이 낮은 사람에 비해 육류 섭취량은 적고 생선과 전립곡물 섭취량은 많다는 사실도 연구를 통해 밝혀졌습니다. 고소득자는 건강에 좋은 과일과 채소를 섭취할 뿐만 아니라 영양소가 파괴되지 않도록 조리법에도 신경을 쓴다고 합니다.

연구 결과를 보고 아무나 먹을 수 없는 지중해식 요리가 정말 몸에 좋을까 하는 의문도 들었습니다. 연구진은 경제적 여유가 없는 가정이라도 저렴한 제철 채소를 구입해 살짝 데쳐서 먹으라고 권했습니다. 건강을 유지하기 위해서는 많은 노력이 필요한 법입니다.

커피의
효능

최근 들어 커피가 건강에 미치는 영향에 대해 활발한 연구가 진행되고 있습니다. 커피를 하루에 몇 잔까지 마셔야 몸에 좋은지에 대해서도 많은 이야기가 오가고 있습니다. 커피가 화제가 되면 될수록 커피업계는 행복한 비명을 지를 것입니다.

며칠 전에 미국 국립암연구소의 연구자가 영국 국민 약 50만 명을 대상으로 커피 섭취량과 사망률의 상관관계를 10여 년에 걸쳐 추적 조사한 결과를 발표했습니다. 조사 대상자의 78퍼센트가 커피를 마시는 습관이 있었습니다.

연구 결과에 따르면 커피를 하루에 8잔 이상 마시는 사람은 마시지 않는 사람에 비해 추적 관찰 기간 중에 사망할 위험이 14퍼센트 낮고 하루 6~7잔 마시는 사람은 16퍼센트 낮다고 합니다. 카페인의 유무와 상관없이 커피를 마시면 수명 연장에 도움이 된다고 합니다.

커피라고 하면 카페인을 먼저 떠올리겠지만 커피에는 카페인 외에도 항산화 작용을 하는 폴리페놀이 다량 함유되어 있습니다. 그 외에도 건강에 좋은 성분이 많이 함유되어 있습니다. 하지만 커피에 함유된 영양 성분은 다른 식품을 통해서도 섭취할 수 있기에 커피가 몸에 좋다는 결론은 납득하기 어렵습니다. 그래서 커피에 함유된 영양 성분이 아니라 커피를 마심으로써 얻을 수 있는 사회적 효과에 대해 살펴봤습니다.

서양에서는 손님이 오면 커피나 홍차를 대접합니다. 그뿐만 아니라 대부분의 회사가 휴게실에 커피 머신을 비치합니다. 집이나 회사로 찾아오는 손님과 커피나 홍차를 마시면서 즐거운 대화를 나누기도 하고 때로는 불편한 대화를 나누기도 할 것입니다. 커피를 마실 기회가 많은 사람은 일,

취미, 친구 중 어느 하나 혹은 모든 것을 가진 사교적인 사
람이라고 할 수 있습니다.

　　설령 은퇴를 하더라도 친구가 많으면 커피를 마실 기회
는 줄어들지 않습니다. 저는 외출을 할 때마다 카페에 들러
커피를 마시곤 하는데 집에 혼자 있을 때는 커피를 내리는
게 귀찮아 별로 마시지 않습니다. 기껏해야 하루에 한두 잔
정도입니다.

나이가 들면 왼손을
적극적으로 사용하자

남성 고령자들을 대상으로 요리나 바느질 강의를 하면서 느낀 점은 나이가 들면 주로 사용하던 손은 정상적으로 움직이지만 평소에 잘 사용하지 않던 손은 정교하게 움직이지 못한다는 점입니다. 지금부터는 오른손잡이라는 가정하에 이야기를 해보겠습니다.

나이가 들면 세밀한 작업을 하기 어려워지는데 이는 노안의 영향이 큽니다. 어쩌면 왼손이 제대로 움직이지 않는 것도 하나의 이유가 아닐까 싶습니다. 인구의 약 90퍼센트는 오른손잡이고 나머지 10퍼센트가 왼손잡이라고 합니다.

흔히 왼손잡이가 오른손잡이보다 똑똑하다고 말하는데 이는 과학적 근거가 없는 말입니다.

다만 주로 왼손을 쓰는 사람들은 왼손잡이용 도구가 많지 않은 탓에 어쩔 수 없이 오른손을 사용하게 되고 그 결과 양손을 모두 사용할 수 있게 됩니다. 반대로 주로 오른손을 쓰는 사람들은 환경에 순응해서 왼손을 별로 사용하지 않기에 왼손잡이에 비해 손재주가 없다고 느낄지도 모릅니다.

왼손을 적극적으로 사용하자고 한 이유는 왼손잡이가 오른손잡이에 비해 손재주가 좋고 오른손도 능숙하게 사용한다고 느꼈기 때문입니다. 사람들은 대부분의 일을 오른손으로 처리합니다. 요리를 할 때도 왼손은 오른손을 도와주는 정도에 지나지 않습니다. 하지만 정교한 작업을 수행하려면 양손을 다 사용해야 합니다. 예를 들면 바느질을 할 때 오른손과 왼손을 동시에 사용하는 경우가 많습니다. 철도 모형의 레이아웃을 만들거나 가느다란 낚싯줄을 묶을 때도 양손을 능숙하게 사용해야 일이 수월해집니다.

운동선수마다 주로 사용하는 손과 발이 있기 마련인데

오른발을 주로 사용하는 축구 선수가 왼발로 공 차는 연습을 꾸준히 한다면 더 훌륭한 선수로 성장할 수 있습니다. 개인 종목 선수들 중에는 오른손잡이가 많기 때문에 왼손잡이가 더 유리하다고 합니다.

왼손잡이로 유명한 사람이 스페인 출신의 세계적인 테니스 선수 라파엘 나달입니다. 라파엘 나달은 원래 오른손잡이였습니다. 그런데 테니스를 시작했을 무렵에는 양손으로 포핸드를 치다가 오른손보다 왼손을 사용할 때 더 좋은 성적을 거두게 되자 왼손잡이로 전향했다고 합니다. 후천적 노력으로 세계적인 선수가 되었다는 점이 정말 놀랍습니다.

오른손잡이인 저는 테니스를 처음 시작했을 때부터 오른손으로 라켓을 잡았습니다. 얼마 전에 테니스를 치다가 팔꿈치 통증을 느껴 병원에 갔더니 팔꿈치 과사용 증후군의 일종인 '테니스 엘보(주관절 외상과염)' 진단을 내렸습니다. 통증으로 인해 테니스를 칠 수 없게 된 저는 왼손으로 테니스를 치면 어떨까 하는 생각이 문득 들었습니다. 평소에 알고 지내던 테니스 강사에게 부탁해 레슨을 받았습니다.

테니스는 다른 종목에 비해 왼손잡이로 전향하는 것이

어렵지는 않습니다. 하지만 오른손잡이였던 사람이 왼손으로 서브를 넣기는 쉽지 않습니다. 처음에는 라켓에 공을 전혀 맞추지 못했지만 요즘은 공을 맞추는 비율이 높아졌습니다. 한동안 왼손으로만 테니스를 치다가 지금은 양손으로 치고 있는데 실력이 더 좋아진 듯합니다.

평소에는 왼손을 사용하고 있다는 것조차 인식하지 못하겠지만 뇌졸중이나 사고로 오른손을 사용하지 못하게 될 때를 대비해 왼손을 단련할 필요가 있습니다. 왼손을 단련하기 위한 가장 좋은 방법은 피아노입니다. 몇 년 전부터 피아노를 치고 있는데 처음에는 양손으로 피아노를 치는 것이 거의 불가능에 가까웠습니다. 피아노를 막 배우기 시작했을 때는 왼손 손가락의 작은 근육에 경련이 자주 일어나기도 했습니다. 피아노 교본《바이엘》을 꾸준히 연습하다 보니 이제는 양손 연주가 가능해졌습니다.

자신은 아직 건강하다고 믿는 남성 고령자들에게는 프라모델이라도 구입해 만들어보기를 권합니다. 예전에는 프라모델을 조립하는 것이 쉬웠는데 지금은 어렵다면 정교한 작업을 하면서 왼손을 단련하는 것이 좋습니다. 그러면 갑작스러운 사고에 대비할 수 있을 뿐만 아니라 치매 예방에도 도움이 됩니다.

젊은 사람에게도
배울 점이 있다

신종 코로나 바이러스의 확산으로 재택근무와 재택수업이 늘어났었습니다. 확진자의 이동 경로를 파악할 수 있는 스마트폰 애플리케이션도 등장했습니다. 일본은 한국이나 중국처럼 개인 정보 관리가 엄격하지 않아 확진자와 밀접 접촉자를 파악하기 어렵지만 개인의 사생활에 깊이 관여하지 않는 정책을 펼치고 있는 상황에서는 어쩔 도리가 없을지도 모릅니다. 앞으로 첨단 IT 기술은 우리의 실생활에서 유용하게 쓰일 것입니다.

고령자가 첨단 기술을 이해하고 활용하기는 쉽지 않습

니다. 하지만 고령자야말로 첨단 기술이 가장 필요한 세대입니다. 나이가 들면 스마트폰 화면에 표시되는 글자를 읽기는 쉽지 않지만 글자 크기를 조절하는 기능이 있으므로 돋보기를 쓸 필요는 없습니다. 예전에 사용하던 휴대폰에는 글자 크기를 조절하는 기능이 없거나 있더라도 화면이 너무 작아서 별 도움이 되지 않았습니다.

문자나 메신저로 대화를 나눌 때 손가락이 정교하게 움직이지 않아 스마트폰 자판을 잘못 누르는 고령자도 많을 것입니다. 최근에는 음성 인식 기능이 탑재된 스마트폰이 출시되고 있어 자판을 두드리지 않아도 음성으로 글자를 입력할 수 있습니다.

저는 대부분의 원고를 음성 인식 기능을 이용해 쓰고 있는데 정말 편리합니다. 제가 직접 자판을 두드리는 것보다 훨씬 빠르고 글자를 잘못 입력하는 경우도 적습니다. 문자나 메신저로 대화를 나눌 때도 당연히 음성 인식 기능을 이용하고 있습니다. 근래에는 프레젠테이션 소프트웨어를 스마트폰에 설치해 강의할 때 사용하고 있습니다. 예전에는 무거운 컴퓨터를 들고 다녔지만 지금은 스마트폰과 강의에 적합한 소프트웨어만 있으면 충분합니다.

요즘은 거의 모든 일을 스마트폰으로 처리하기에 스마트폰을 사용하지 못하면 아무것도 할 수 없습니다. 스마트폰 조작이 어려운 고령자들 중에는 젊은 사람들에게 지고 싶지 않다는 이유로 스마트폰 사용법을 물어보지 않는 사람도 있습니다.

나이가 들어서도 첨단 기술을 이해하고 활용하려면 이에 정통한 젊은 사람들에게 물어서 배워야 합니다. 묻는 것을 두려워해서는 안 됩니다. 저는 스마트폰을 능숙하게 사용하는 젊은이를 보면 "그건 어떻게 하는 건가요?"라고 묻습니다. 그러면 대부분 친절하게 가르쳐줍니다.

스마트폰과 같은 첨단 기술 제품은 여러 가지 기능이 저하된 고령자에게는 편리한 도구입니다. 호기심을 가지고 도전한다면 노화도 막을 수 있습니다. 새로움을 멀리하지 않기를 바랍니다.

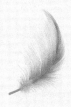

목숨을 잃는 것이 최악이 아니다.

최악은 삶의 이유를 잃어버리는 것이다.

_요 네스뵈

건강을 유지할 수 있는
일상적 행동들

코로나가 유행하면서 외출을 자제하는 고령자가 많습니다. 2022년 현재는 감염자의 대부분이 젊은 사람들이기에 중증화될 가능성은 낮지만 코로나가 좀처럼 사그라들지 않는 상황에서 외출을 자제하는 것은 어쩌면 당연한 일입니다. 젊은 무증상 감염자들도 증가하고 있어 긴급 사태를 선언했을 때보다 오히려 주의하는 사람이 많을지도 모릅니다.

고령자가 외출 횟수를 줄이면 체력과 인지 능력이 떨어져 자립 능력이 상실되므로 주의할 필요가 있습니다. '프레일(Frail)'이란 나이가 들어 쇠약해진 상태를 말합니다. 간병이 필요한 상태와 완전 자립 상태의 중간 정도에 해당하는데 조금이라도 방심하면 간병이 필요한 상태로 바뀔 수 있습니다.

도쿄 건강장수의료센터 연구소가 농촌 지역에 거주하는 65세 이상의 고령자를 대상으로 추적 조사한 결과에 따르면 완전 자립 상태를 유지하려면 농사를 짓거나 지적 활동 및 사회 참여를 활발히 해야 한다고 합니다. 고령자 자립에 대한 대부분의 연구는 완전 자립 상태를 유지하기 위해서는 올바른 영양 섭취와 지속적인 운동이 필요하다는 결론을 내립니다. 하지만 위의 연구는 자립에 도움이 되는 일상적인 행동이 무엇인지 구체적으로 밝혔다는 점에서 매우 신선합니다. 농촌 지역에 거주하는 고령자를 대상으로 진행된 연구이기에 도시에 거주하는 고령자에게는 해당되지 않는 사항도 있겠지만 주요 연구 내용을 소개하면 다음과 같습니다.

65세 이상 남녀 3,769명을 5년간 추적하면서 7가지 일상적인 행동(농사일, 쇼핑, 운동, 식사, 지적 활동, 사회 참여, 흡연)을 조사했습니다. 조사 대상자의 70퍼센트는 건강에 문제가 없었고 나머지 30퍼센트는 프레일 상태였습니다.

　조사를 시작하고 5년이 지난 시점에 건강에 문제가 없던 사람의 17퍼센트가 프레일 상태가 되었는데 이는 그만큼 나이를 먹어 몸이 쇠약해졌으므로 당연한 결과라고 할 수 있습니다. 그런데 프레일 상태였던 사람의 15퍼센트가 다시 건강을 되찾았습니다. 노화가 진행되는 상태에서도 건강이 개선되었다는 것은 놀라운 결과가 아닐 수 없습니다. 당연한 말이지만 7가지 일상적인 행동 중에서 흡연은 건강을 악화시키는 요인이었습니다.

　농사를 짓거나 지적 활동(독서)이나 사회 참여를 활발히 하는 사람은 건강 상태가 개선되는 경향을 보였다고 합니다. 프레일을 예방하고 개선하기 위해서는 밖으로 나가 다양한 사람과 소통해야 합니다. 하지만 도시에서는 농사짓기가 어려울 뿐만 아니라 외출도 쉽지 않습니다. 그렇다면 무엇을 해야 할까요? 가장 좋은 방법은 지적 활동입니다.

　이번 연구는 농촌 지역의 고령자를 대상으로 이루어졌기에 농사짓는 사람이 많았지만 도시에는 농사를 지을 땅이 거의 없습니다. 그래서 저는 옥상에 텃밭을 만들었습니다. 다양한 작물이 300개 이상의 화분에서 자라고 있습니다. 농사를 시작하고 처음 맞는 여름에는 오이, 가지, 풋콩, 옥수수, 수박 등을 수확했습니다. 텃밭의 좋은 점은 농사를 지으면서 몸을 움직일 뿐만 아니라 수확한 채소를 이용해 요리도 할 수 있다는 점입니다.

　요리를 하는 행위도 치매 예방에 도움이 됩니다. 저는 매일 아침에 수확한 오이와 가지로 장아찌를 담구고 있습니다. 작물을 심는 데만 그치지 않고 요리에 활용한다면 우리 몸은 더욱 건강해질 수 있습니다. 게다가 충분히 햇볕을 쬘 수 있어 뼈도 튼튼해집니다. 다만 햇볕에 장시간 노출되면 열사병에 걸릴 위험이 있으므로 농사는 아침과 저녁에만 하도록 합니다.

암이나 심장병을 예방하려면
조바심을 버려야 한다

정신적 고통이나 스트레스가 건강에 해롭다는 사실은 누구나 알지만 스트레스를 구체적으로 말로 표현하기 어렵다 보니 과학적인 데이터가 의외로 적습니다. 스트레스가 건강에 어떤 영향을 미치는지를 분석한 두 편의 논문을 소개하겠습니다.

첫 번째 논문은 영국의 의학 전문지 〈브리티시 메디컬 저널〉(British Medical Journal) 2017년 1월 25일자 온라인 판에 게재된 것으로 영국의 데이비드 베티(G. David Batty) 박사팀이 정신적 고통과 암 사망률 간의 관계를 연구한 논문입니다.

이 논문은 1994년부터 2008년까지 진행된 16건의 연구에 참여한 환자들이 자신이 느끼는 정신적 고통을 점수로 기록한 16만 3,363건의 방대한 데이터를 분석한 내용을 담고 있습니다. 평균 약 10년의 추적 기간 중에 1만 6,267명이 사망했고 그중 4,353명이 암으로 사망했습니다.

정신적 고통이 심한 사람들은 그렇지 않은 사람들에 비해 모든 부위의 암 사망률이 높았습니다. 정신적 고통이 심한 사람들은 흡연 비관련 암, 대장암, 전립선암, 췌장암, 식도암, 백혈병 등에 걸릴 위험이 특히 높았다고 합니다. 정신적 고통 점수가 올라갈수록 대장암과 전립선암에 걸릴 위험도 증가했습니다. 데이비드 베티 박사는 정신적 고통이 심할수록 암 발생률이 증가하는 이유를 다음의 세 가지로 들었습니다.

1) 건강한 사람의 몸에도 매일 수천 개의 암세포가 생긴다. 면역 세포 중 하나인 자연 살상 세포(Natural Killer Cells)가 암세포를 죽이기 때문에 암으로 발전하지는 않지만 정신적 고통이 반복되면 자연 살상 세포

의 기능이 저하되어 암이 증식한다.

2) 뇌의 시상하부는 자율신경과 호르몬을 조절하는 중
   요한 부위지만 스트레스가 지속되면 그 기능이 저하
   되어 전립선암 같은 호르몬 관련 암을 방어하는 체
   계가 흔들리게 된다.

3) 고통을 회피하기 위해 음주나 흡연을 하면 운동 부
   족과 흐트러진 식생활로 인해 비만 등에 걸릴 위험이
   상승하고 암이 발생할 가능성도 높아진다.

두 번째 논문은 영국의 의학 전문지 〈란셋〉(The Lancet)
2017년 1월 11일자 온라인 판에 게재된 것입니다. 미국의 아
메드 타와콜(Ahmed Tawakol) 박사팀이 뇌의 측두엽 안쪽에 위
치한 편도체라고 부르는 부위의 활성화와 심혈관 질환 발병
의 연관성을 검토한 논문입니다. 293명을 대상으로 실시한
연구로 편도체가 얼마나 활성화되는지를 보기 위해 PET-
CT(양전자 방출 단층촬영과 컴퓨터 단층촬영) 검사를 동시에 진행
했습니다.

편도체는 감정을 조절하고 기억에 중요한 역할을 합니

다. 연구 결과에 따르면 사람이 스트레스를 받으면 편도체가 활성화되어 동맥에 염증이 발생하고 심혈관 질환에 걸릴 위험이 증가한다고 합니다. 만성적인 스트레스가 심혈관 질환의 발생 위험을 높이는 요인이라는 사실은 이미 여러 연구를 통해 밝혀졌지만 그 메카니즘은 아직 아무도 알지 못합니다.

이번 연구로 감정과 기억을 관장하는 뇌의 신경망이 활성화되면 공포나 스트레스와 관련된 호르몬과 자율신경의 균형이 깨지면서 혈관이 손상되어 심혈관 질환에 걸릴 위험이 증가한다는 사실이 밝혀졌습니다.

연구 결과로 알 수 있듯이 시상하부와 편도체는 스트레스의 영향을 받기 쉽습니다. 뇌의 활동을 스스로 조절하기는 매우 어렵기 때문에 암이나 심장병을 예방하기 위해서는 조바심을 버리고 여유로운 삶을 살아야 합니다.

불편함을 감수하는
삶의 이로움

〈덩그러니 집 한 채〉라는 리얼리티 예능 프로그램이 일본에서 인기리에 방영되고 있습니다. 유명한 배우가 많이 나오는 것은 아니지만 외딴 집에 살고 있는 사람들의 역사와 생활을 과도한 연출 없이 그대로 보여주는 것이 인기를 모은 이유일지도 모릅니다. 출연자 대부분이 나이 많은 노인이지만 모두 건강합니다. 도시에 거주하는 사람들은 불편하게 산다고 생각하겠지만 출연자 모두 건강하게 잘 살고 있습니다. 만약 건강을 잃는다면 외딴 집에서 살기는 어려울 것입니다.

제가 진료한 남성들 중에는 정년퇴직 후에 갑자기 늙어 쇠약해진 사람이 많은데 대부분 70세 전후로 기력이 떨어집니다. 〈덩그러니 집 한 채〉에 나오는 사람들보다 열 살 이상 젊지만 불편하게 사는 사람들이 훨씬 건강해 보입니다. 그들이 건강을 유지하는 이유는 '사는 보람'과 '불편함'이라고 생각합니다. 프로그램에 나오는 사람들은 대부분 임업이나 농업에 종사하기에 매일매일 할 일이 많습니다. 아무 일도 하지 않으면 생활을 꾸려갈 수 없는 것이 현실입니다. 힘들어도 매일 해야 할 일이 있어 건강을 유지할 수 있는 것입니다.

임업에 종사하는 사람들은 산길을 오르내리는 것만으로도 충분히 체력 단련이 됩니다. 장거리 이동은 차로 하더라도 농사를 짓거나 장작을 줍는 등의 일상생활만으로도 체력을 유지할 수 있습니다. 당연한 이야기지만 〈덩그러니 집 한 채〉에 등장하는 사람들이 헬스장에 다니는 모습은 본 적이 없습니다.

반면에 도시에 사는 고령자들은 별로 할 일이 없어 거의 매일 헬스장에 가는 사람도 적지 않습니다. 헬스장에 다니면 체력은 유지되겠지만 생산적인 일을 한다고 볼 수는 없습니다. 헬스장에 가는 이유는 체력이 떨어지면 주변 사람들에게 폐를 끼치지 않을까 염려되기 때문일 것입니다. 다시 말해 건강을 유지하기 위해서만 운동을 하는 것입니다. 3층에 있는 헬스장에 가기 위해 승강기를 이용하는 노인들을 자주 보는데 뭔가 본말이 전도된 느낌입니다. 헬스장에 다닐 만한 체력이 있다면 생산적인 일을 해보는 것은 어떨까요?

〈덩그러니 집 한 채〉에 나오는 집처럼 외딴 곳에서 오래 살기 위한 조건 중 하나는 부부가 함께 살아야 한다는 것입니다. 가끔 배우자를 먼저 떠나보낸 사람도 프로그램에 나오는데 그렇더라도 수십 년을 함께 살다가 사별한 사람이라고 합니다.

부부가 함께 사는 경우는 대부분 부부 사이가 좋습니다. 특히 남편이 다정다감하고 부지런히 일합니다. 외딴 곳에서 부부가 살아가려면 두 가지 중요한 조건을 갖춰야 합니다. 하나는 건강이고 다른 하나는 부부 사이가 좋아야 한다는 것입니다. 부부 사이를 확인하려면 외딴 민가를 빌려

서 한 달 정도 살아보는 것이 좋을지도 모르지만 도시에 사
는 사람이 갑자기 거주지를 옮기는 것은 피하는 것이 좋습
니다.

손주를 돌보는 시간은
1주 8시간 이내로 하자

손주를 둔 할아버지, 할머니들은 여름이나 겨울 방학 때 놀러 오는 손주가 반가우면서도 부담스러울 것입니다. 놀러 오는 것은 좋지만 체력, 기력, 돈이 많이 소모되기에 적당히 있다가 돌아가기를 바랄지도 모릅니다.

저의 경우는 근처에 딸이 살고 있어 매일 손자를 돌보고 있습니다. 매일 유치원 등·하원을 도와주고 저녁도 같이 먹기에 방학 때 놀러 오는 것이 특별한 일은 아닙니다. 하지만 지방에 사는 할아버지, 할머니들이 가끔 찾아오는 손주를 보살피는 일은 꽤나 힘든 일입니다.

특히 나이가 많은 할아버지, 할머니들이 손주를 돌보다 가는 자칫 생명이 위험해질 수도 있습니다. 2003년 미국 하버드대학교의 연구팀은 46~71세까지의 은퇴한 간호사 약 5만 명을 대상으로 심장 질환의 위험도를 조사했는데 손주를 돌본 시간이 일주일에 8시간 이하인 간호사는 전혀 돌보지 않은 간호사에 비해 심장 질환의 위험도가 조금 높은 정도였습니다. 하지만 손주를 돌본 시간이 일주일에 9시간을 초과한 경우에는 심장 질환의 위험도가 급격히 높아졌다고 합니다.

엄마와 할머니의 차이는 나이뿐만 아니라 여성 호르몬 분비 여부에도 있습니다. 에스트로겐과 같은 여성 호르몬은 출산, 수유, 육아를 담당하는 여성의 육체적 정신적 건강을 지켜주는 중요한 호르몬입니다. 그 중요한 호르몬이 폐경과 함께 급격하게 감소해 스트레스에 취약해지고 갱년기 증상에 시달리게 됩니다. 예전에는 고부 갈등이 중년 여성의 주요 스트레스의 원인이었는데 지금은 남편으로 바뀌습니다. 제가 제창한 '부원병(夫源病)'(남편의 말과 행동이 스트레스가 되어 아내의 몸에 생기는 질병-옮긴이)을 앓고 있는 중년 여성이 증가하고 있는 듯합니다.

스트레스에 약해진 할머니에게 손주를 맡기는 것은 조금 가혹할지도 모릅니다. 스트레스로 혈압이 오르고 젊은 사람들이 좋아하는 기름진 음식으로 인해 심혈관 질환의 발생 위험도가 증가하는 것도 어쩌면 당연한 일이기 때문입니다.

그럼 할아버지의 경우는 어떨까요? 적극적으로 손주를 돌보는 할아버지가 있다고는 생각하지 않기에 설령 연구를 한다고 하더라도 데이터가 많지는 않을 것입니다. 논문으로 발표되었는지는 확실하지 않지만 제 지인이 정리한 데이터에 따르면 손주와 같이 사는 할머니는 심혈관 질환에 걸릴 위험이 높지만 할아버지는 그다지 관계가 없다고 합니다.

할아버지가 손주를 돌보는 경우는 거의 없기에 안 아픈 것이 당연하다고 역정을 내는 여성도 있을 것입니다. 손주를 돌보기는커녕 '나 물 좀 줘', '밥은 언제 먹어?'라며 아내에게 이것저것 요구하는 남편이 아직도 많은 것이 현실입니다.

하버드대학에서 진행한 연구가 발표된 지 20년 가까이 지난 지금은 일하는 여성이 많아졌습니다. 어린이집이나 유치원 같은 보육 시설을 확충하는 것이 선행되어야 하지만 부모가 건강하다면 아이를 맡기고 싶다는 사람도 적지 않을 것입니다.

손주를 돌보는 할머니가 심혈관 질환에 걸리지 않으려면 돌보는 시간을 1주 8시간 이내로 하고 할아버지가 적극적으로 함께해야 합니다. 평일에 어린이집이나 유치원 등·하원 정도만 도와줘도 병에 걸려 쓰러질 가능성은 적습니다. 우리 집은 위험 수준인 1주 20시간을 훨씬 초과하고 있는데 아내가 쓰러지지 않도록 할아버지인 제가 열심히 함께하고 있습니다.

할아버지가 손주를 보살피면서 일주일에 3~4일을 일하러 나간다면 경제적인 여유가 생기는 것은 물론이고 아내가 재충전하는 시간을 가질 수 있습니다. 그러면 부원병 예방에도 도움이 됩니다.

부부 관계가 틀어지는 시기는 결혼하고 아이를 낳고 키

울 때라고 합니다. 육아를 아내에게만 떠맡긴 결과 독박 육아에 지친 아내는 외로움과 남편에 대한 불신이 깊어져 정신적으로 불안정해집니다. '산후 위기'가 노년기 부부 갈등의 출발점이라고도 할 수 있습니다. 이제 와서 당시의 실수를 되돌리기는 어렵지만 아내에게 고마움을 표현하려면 적극적으로 손주를 돌봐야 합니다. 그러면 부부 관계도 개선될 수 있습니다.

직장인은
두 번 죽는다

2021년 2월 여성 비하 발언으로 파문을 일으킨 모리 요시로(森喜朗) 도쿄 올림픽 및 패럴림픽 조직위원회 회장이 사의를 표명했습니다. 모리 요시로는 일본 대중들에게 '고지식한 노인'이 너무 오래 조직의 리더를 맡았다는 비난을 받았습니다.

나이가 들면 체력과 판단력이 떨어지는 것은 분명합니다. 나이 많은 사람이 리더가 되면 조직 운영에 지장을 초래하는 경우가 많습니다. 지금까지는 나이 많은 사람의 풍요로운 인간관계가 조직 운영에 도움이 되었지만 신종 코로나 바이러스가 만연하는 요즘은 풍요로운 인간관계가 그다지 도움이 되지는 않습니다.

예전에는 나이 많은 사람이 정년퇴직을 하게 되면 고문이나 자문역을 맡아 회사에 남을 수 있었지만 최근에는 비효율적이라는 이유로 자리가 점점 없어지고 있습니다. 인간관계를 중심으로 사회생활을 해온 고령자들은 비슷한 나이의 비즈니스 파트너가 없어지면 인간관계에 능한 자신의 강점을 발휘할 수 없게 됩니다.

나이 많은 사람이 조직의 리더로 군림하면 아랫사람들은 리더의 눈치를 살피며 비위를 맞추는 데에만 급급하게 됩니다. 주위에 예스맨만 있다면 '자신은 틀리지 않았다'고 생각하기 쉽습니다. 사고가 유연하지 않아 새로운 것을 쉽게 받아들이지 못하기 때문에 여성을 비하하는 등의 불미스러운 일이 발생하는 것입니다.

그럼 노인이라는 이유로 차별받지 않으려면 어떻게 해야 할까요? 한 조직에 오래 머물면 모리 요시로 회장처럼 많은 문제를 일으킬 가능성이 커지므로 어느 정도 나이를 먹으면 스스로 물러날 줄 알아야 합니다.

　일반 직장인들에게는 정년이 있기 때문에 자신이 원하더라도 회사에 남을 수 없는 경우가 많습니다. 최근에 논의되고 있는 정년 연장이나 재고용 제도가 시행되더라도 직책에서 물러나야 하므로 임원의 고령화 현상이 두드러지지는 않을 것입니다. 그러나 임원이 되면 정년이 연장되어 꽤 나이를 먹을 때까지 현역으로 활동할 수 있습니다. 게다가 임원 대부분이 나이가 많은 탓에 자신이 노쇠하다는 생각을 하지 못합니다.

　젊은 사람들에게 소외당하지 않기 위해서는 되도록 빨리 조직에서 떠나야 합니다. 임원뿐만 아니라 일반 직장인들조차 정년이 가까워지면 어떻게든 회사에 남으려고 합니다. 60세 전후가 되면 아이들도 다 자라고 주택 담보 대출금도 대부분 상환했을 것이므로 열심히 돈을 벌 필요가 없는 사람도 적지 않습니다.

　그런데도 왜 적지 않은 사람들이, 특히 남성들이 직책에 집착하는 걸까요? 퇴직 후에 할 수 있는 일이 없기 때문일까요? 회사나 조직에서의 생활이 인생의 절반을 차지하면 그곳을 떠나는 것 자체가 '죽음'을 의미한다고 느낄지도 모릅니다. 그렇다면 직장인의 정년퇴직은 '제1의 죽음'일지도 모릅니다. 제1의 죽음을 맞이한 후 그럭저럭 살다가 '제2의 죽음'을 조용히 맞이하게 될 것입니다.

저는 현재 제1의 죽음을 거쳐 제2의 죽음을 앞두고 있습니다. 이 책에 썼듯이 죽음을 긍정적으로 받아들이고 세상을 떠나기 전까지의 삶을 즐기려고 합니다.

지금부터 저의 제1의 삶, 즉 조직에서의 삶에 대해 말하고자 합니다. 저는 대학을 졸업하고 오사카대학 제1내과(현재는 순환기내과)에서 근무하다가 퇴직한 후 오사카 시내 여러 병원에서 순환기내과 전문의로 근무했습니다. 보통은 30세 전후에 대학으로 돌아가 연구원 생활을 하지만 저는 피치 못할 사정이 있어서 시내에 있는 병원에서 계속 근무했습니다.

40세가 가까워지자 '한 번쯤은 미국 유학을 가고 싶다'는 마음이 강해져 교수에게 상담을 요청했더니 기꺼이 허락하면서 다음과 같이 당부했습니다. "자네가 미국에 있는 동안에 정년퇴직하는 나를 대신해 새롭게 교수직을 맡을 사람이 올 거네. 그래서 말인데 자네가 돌아오더라도 자리가 있을지는 알 수 없으니 각오해야 할 걸세."

그 당시 저는 조직을 떠날 각오를 했지만 다행히도 오사카대학에 결원이 생겨 빨리 귀국해 연구직을 맡아달라는 제안을 받았습니다. 하지만 일본으로 돌아온 후의 상황은 제 의도와는 다르게 흘러갔습니다. 바로 연구원 생활을 시작할 줄 알았는데 예상보다 늦게 시작했습니다. 50대 후반이 되었을 때는 선배 의사로부터 자신이 정년퇴직을 하면 여자대학교의 교수직을 맡아 달라는 요청을 받았는데 좋은 기회라 생각하고 흔쾌히 받아들였습니다.

대학 교수로 가면서 '몇 년만 일하다가 그만두고 자유롭게 살자' 그리고 '절대로 정년 때까지 조직에 남아 있지 말자'고 결심했습니다. 그쯤부터 손주가 하나둘 늘어나면서 손주를 돌보는 일에 시간을 빼앗기게 되었습니다. 60세가 넘었을 무렵에 세 번째 손주가 생겼다는 사실을 알고 계속 교수로 일하는 것이 부담스러워 큰맘 먹고 조기 퇴직했습니다. 제1의 죽음을 스스로 선택한 셈입니다.

그래서 앞으로 다가올 제2의 죽음이 그다지 두렵지 않

습니다. 제1의 죽음을 맞게 되면 일 외에 중요한 것이 무엇인지를 생각해봐야 합니다. 물론 가장 중요한 것은 가족입니다. 그리고 함께 시간을 보낼 수 있는 친구입니다. 혼자서도 할 수 있는 운동이나 취미도 중요합니다.

저 역시 조직을 떠나는 것이 매우 두려웠습니다. 그런데 막상 떠나고 보니 해방감에 가슴이 두근거렸습니다. 조직을 떠나면 조직에서 받던 이런저런 혜택들도 못 받게 되어 자신의 부담이 늘어나는 것은 각오해야 합니다. 제1의 죽음을 맞이했을 때 '생을 마감할 때까지 어떻게 살아갈 것인가'를 진지하게 생각해보는 것은 어떨까요?

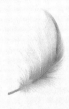

죽음이 삶에 있어서 가장 큰 상실은 아니다. 가장 큰 상실
은 우리가 살아 있는 동안 우리 속에서 죽는 것이다.

_노먼 커즌

약의 종류와
복용법에 관하여

산업 전사로 열심히 일한 사람일수록 정신적 스트레스에 폭음과 폭식이 더해지면서 고혈압이나 이상지질혈증(고지혈증을 말한다-옮긴이)과 같은 대사성 질환에 걸리기 쉽습니다. 이러한 생활습관병은 말 그대로 나쁜 생활습관에서 비롯됩니다. 고혈압이나 고지혈증(고콜레스테롤혈증)은 뇌졸중과 심근경색의 위험을 높이므로 수치가 높다면 자각증상이 없더라도 약을 복용해야 합니다. 현역 시절의 생활습관을 정년 후에도 이어간다면 약물 복용은 피할 수 없습니다.

하지만 대부분의 은퇴자는 정년 후의 생활이 크게 달

라집니다. 현역 때보다 자신의 건강을 더 챙길 뿐만 아니라 식생활을 개선하고 운동도 꾸준히 합니다. 잘못된 생활습관을 고친다면 개선하기 전에 처방된 약을 계속 먹을 필요는 없습니다. 고혈압과 고지혈증 치료제는 평생 먹어야 한다고 생각할지 모르지만 결코 그렇지 않습니다. 이와 관련된 사례를 소개하겠습니다.

4년 전에 정년퇴직한 A씨(64세)는 무역 회사에서 일하며 세계 각지를 누볐습니다. 50세가 되었을 때 사내 건강검진을 통해 혈압과 콜레스테롤 수치가 높다는 사실을 알고 가까운 병원에 찾아가 고혈압과 고지혈증 치료제를 처방받았습니다. 약을 먹고 난 뒤부터는 정상치에 가까운 수치가 계속 나왔습니다.

무사히 정년퇴직한 A씨는 이제부터라도 건강을 챙겨야겠다고 결심했습니다. 가장 먼저 한 일은 채소 위주의 식단으로 바꾸는 것이었습니다. 채소 위주의 식단을 고수하면서 매일 헬스장에서 3시간 정도 땀을 흘리고 매주 집 근처 산에도 올랐습니다. 그런데 최근 들어 갑자기 무기력해지고 온몸이 아프다며 저를 찾아왔습니다. 여러 병원에서 검사를 받았지만 별다른 이상이 발견되지 않아 답답해하고 있었습니다.

우선 혈액 검사를 실시했습니다. 그러자 남성 호르몬 수치가 낮은 데다가 콜레스테롤 수치도 거의 정상치에 가까웠습니다. 혈압은 110/70mmHg로 나이에 비하면 낮은 편이었습니다. 어떤 약을 먹고 있는지 확인하자 현역 시절에 먹던 약을 계속 복용하고 있었습니다.

혈압도 낮고 콜레스테롤 수치도 낮은데 아직도 약을 먹고 있냐고 묻자 그렇다고 대답했습니다. 저는 수치가 너무 낮으니 약을 줄이자고 제안했습니다. 그러자 A씨는 혈압약은 평생 먹어야 한다고 들었다며 저의 제안을 받아들이지 않았습니다. 그래서 근육통은 약물 부작용일 수 있는 데다가 콜레스테롤은 남성 호르몬의 원료이므로 수치가 너무 낮아도 문제가 되니 잠시 약을 중단하는 것이 좋고 혈압도 정상으로 돌아왔으니 약을 서서히 줄이면 좋겠다고 설득했습니다. A씨는 마지못해 저의 제안을 받아들였습니다.

약을 감량할 때마다 혈압과 콜레스테롤 수치가 조금씩

상승했지만 여전히 정상 범위에 있었습니다. 걱정하던 남성 호르몬 수치도 상승해 정상으로 돌아왔습니다. 그러자 무기력감이 사라지고 근육통이 개선되었습니다. A씨는 결국 모든 약을 중단했지만 딱히 문제는 없었습니다. 정년퇴직 후에 스트레스에서 해방된 A씨는 현역 시절에 복용하던 약을 끊을 정도로 건강해졌습니다.

A씨와 같은 사례는 많습니다. 스트레스를 줄이고 생활 습관을 개선한다면 현역 시절에 복용하던 약을 계속 먹을 필요는 없습니다. 정년퇴직 후에는 어떤 약을 얼마나 먹어야 하는지를 다시 확인하는 것이 좋습니다. 단, 약을 줄이거나 중단할 때는 반드시 의사와 상담해야 합니다.

은퇴 후 찾아오는
우울증

일본 자민당 산하 일억총활약추진본부는 고령자가 일할 수 있는 환경을 만들어 현재 60세에서 70세 사이에 선택 가능한 연금 수령 시기를 희망자에 한해 75세 이상으로 늦추는 방안을 제시했습니다.

국민연금은 65세를 기준으로 수령 시기를 앞당기면 연금액이 줄고, 늦추면 연금액이 늘어나는 구조로 되어 있습니다. 지금은 빠르면 60세, 늦추면 70세부터 연금을 받을 수 있지만 연금 개시 연령이 75세까지로 늦춰지면 일할 수 있는 고령자들은 사회보장제도를 지탱하기 위해 필요한 세

금을 내게 됩니다.

2017년 1월 일본 노년학회와 일본 노년의학회는 노인에 대한 부정적 이미지를 개선해 다가오는 초고령화 사회를 밝고 활력 넘치게 만들고 현재 '65세 이상'인 고령자의 정의를 '75세 이상'으로 바꿔야 한다고 제안했습니다. '75세 미만의 고령자에게 노동을 강요하거나 연금 수령 시기를 늦추려는 의도가 아니라 사회 참여의 다양성을 촉구하는 것'이 제안의 목적이라고 합니다. 반면 자민당이 제시한 방안은 사회 보장에 필요한 재원을 확보하기 어려운 상황에서 짜낸 궁여지책이라고 할 수 있습니다.

환자를 진료하거나 지방 순회강연을 다니면서 경험한 바로는 농업이나 어업과 같은 1차 산업에 종사하거나 자영업을 하는 65세 이상의 남성들은 대체로 건강합니다. 반면 60세에 정년퇴직을 한 후 재고용된 직장인들은 늙고 병들어 보입니다. 남성들은 시간적으로 여유가 생겨도 뭘 해야 할지 모르는 경우가 많습니다. 고도 경제성장기를 경험한 대부분의 남성은 일하느라 바빠서 집에 있을 시간이 거의 없었습니다. 그래서 은퇴 후에 집에 있는 시간이 많아지면 아내와 부딪칠 수밖에 없습니다. 은퇴 후 재취업을 위한 첫 걸음은 '체면과 자존심을 버리는 것'입니다.

직장인들 중에는 회사에 다니는 동안 신경을 너무 많이 써서 은퇴 후에는 일하고 싶지 않다는 사람도 많습니다. 정년퇴직할 때까지 간신히 버텼으니 이제부터는 연금으로 여유롭게 살고 싶다는 사람도 많은 듯합니다. 하지만 막상 은퇴를 하면 몇 개월을 집에서만 지내다가 우울증에 걸리는 사람도 있습니다. 이를 '은퇴 후 우울증'이라고 부르는데 은퇴 후에 집에만 틀어박혀 있더라도 금전적인 여유는 있기에 사회적으로는 큰 문제가 되지 않습니다. 그러나 최근에는 알코올에 의존하는 고령자가 급격히 증가하고 있고 도박이나 불륜 등의 문제를 일으키는 고령자도 적지 않습니다.

일반적으로 급여는 55세를 정점으로 감소하기 시작합니다. 60세에 정년퇴직을 한 후 재고용되면 원래 받던 급여의 70퍼센트 정도를 받습니다. 65세까지 재고용되면 많게는 절반, 적게는 30퍼센트 정도 받습니다. 적은 월급으로 은퇴 전과 같은 일을 계속할 수는 없다며 퇴직을 강행하지만 보람과 돈을 다 얻을 수 있는 일을 찾기란 쉽지 않습니다. 은퇴 후에 집에만 있다 보면 점점 몸 상태가 나빠져 병원을 제 집처럼 드나드는 사람도 있습니다.

은퇴 직후부터 갑자기 몸 상태가 나빠진다면 불안함과 초조함이 원인인 자율신경실조증일 가능성이 높습니다. 하지만 몸이 아픈 이유를 정확히 알지 못하기 때문에 이 병원 저 병원을 쇼핑하듯이 돌아다니는 사람도 있습니다. 그러다가 재취업이 결정되면 언제 아팠냐는 듯 건강을 되찾습니다. 현역 시절에는 몸이 조금 아프더라도 참고 일했겠지만 사명감과 책임감에서 자유로워진 순간 긴장이 풀려 몸 여기저기가 쑤시고 아픈 것입니다. 은퇴가 가져다주는 심신의 충격을 생각하면 연금으로 생활하기보다는 죽을 때까지 일하는 편이 낫지 않을까요?

은퇴한 남성이 저지르기 쉬운
세 가지 잘못

문부과학성(교육, 스포츠, 과학기술, 문화에 관한 행정 사무를 담당하는 일본의 행정 기관-옮긴이)의 전 고등교육 국장이 와세다 대학의 교수로 취임한 사실이 알려지자 '재취업 등 감시위원회'가 전수 조사에 나섰습니다. 문부과학성이 공표한 최종 조사 보고서에 따르면 퇴직 공무원에 대한 재취업 알선 등의 국가공무원법 위반이 총 62건으로 확인되었다고 합니다. 채용 비리에 연루된 사무차관과 교수는 불명예스럽게 퇴직했고 인사과장을 비롯해 총 18명이 정직 및 감봉 처분을 받았습니다.

2008년에 개정된 일본 국가공무원법에 따르면 인사과 등의 공무원이 다른 부서의 공무원이나 퇴직한 공무원의 재취업을 알선하거나 공무원 본인이 재직 중에 직무와 이해관계가 있는 기업 등에 구직 활동을 하는 행위를 금지하고 있습니다.

정부 보조금을 건네는 측이 지원받는 측으로 이직하는 것은 당연히 문제가 됩니다. 하지만 이번 사건이 일어난 배경에는 규제 강화로 인해 정년이 가까워진 공무원의 재취업이 어려워진 데에 있습니다. 예전에는 최고위직인 사무차관의 말 한마디면 언제든 재취업이 가능했습니다. 그런데 지금은 재취업할 곳이 없어 정년 때까지 계속 근무한다고 합니다.

퇴직을 앞둔 공무원을 위한 세미나에 강사로 초빙된 적이 있는데 세미나에 참가한 공무원들로부터 '민간 기업에서 일할 수 있나요?'라든가 '일단 퇴직했다가 재고용 계약을 맺는 것이 나을까요?' 하는 등의 질문을 받았습니다. 쉴 새 없이 이어지는 질문에서 미래에 대한 불안감이 느껴졌습니다.

일부 상장 기업도 사정은 크게 다르지 않습니다. 관련 회사로의 재취업 기회가 적어져 퇴직 이후의 삶을 걱정하는 사람이 많습니다. 저를 찾아오는 환자들 중에도 퇴직에 대한 불안감을 호소하는 사람이 늘고 있습니다. 많은 기업이 정년퇴직 연령을 60세로 정하고 있는 반면에 연금 수령시기는 점점 늦어지고 있습니다. 퇴직 후에 1년 계약직으로 재고용되어 65세까지 일할 수 있다면 그나마 운이 좋은 것입니다.

이런 가혹한 상황에서 수명이 늘고 있기에 저축한 돈과 연금으로 살아갈 수 있을지 불안해하는 것은 당연한 일입니다. 불안감은 시간적 여유가 있을 때 생기기 쉽습니다. 경제적으로 여유가 있고 시간이 많은 사람일수록 문제를 일으킬 가능성이 높습니다. 은퇴한 남성이 저지르기 쉬운 세 가지 잘못은 다음과 같습니다.

1) 낮부터 술을 마시는 생활을 반복하다가 알코올에 의존하게 된다.
2) 용돈벌이로 시작한 도박에서 헤어 나오지 못한다.

3) 술집에서 일하는 젊은 여성의 부드러운 말투에 매료되어 매일 찾게 된다.

　세 가지 잘못 모두 심신 건강에 해로울 뿐만 아니라 적은 액수의 연금을 생활비 외로 사용하게 하면 생계유지가 힘들어져 황혼이혼으로 이어질 수도 있습니다.

　'현역 시절에 잘나가던 내가 잡스러운 일은 할 수 없다'고 생각하는 자존심 강한 남성을 특히 주의해야 합니다. 정년을 맞은 베이비붐 세대는 고도 경제성장기를 이끈 주역들입니다. 이들이 현역으로 활동할 때는 너무 바빠서 집에 있을 시간이 거의 없었습니다. 일이 없으면 사는 보람이 없다는 사람도 많았습니다.

　그런 사람들 중에 은퇴 후에 취미를 즐기는 남성은 극소수에 불과합니다. 일밖에 모르던 대부분의 남성은 여유를 즐기지 못하고 불안 속에서 살아갈 것입니다. 세 가지 잘못을 저지르지 않더라도 집에만 머물며 모든 것을 아내에게 의존하면 아내가 스트레스를 받아 '남편 재택 스트레스 증후군'에 걸릴 수도 있습니다.

은퇴 후에도 계속 일을 하고 싶다면 자존심을 버리고 최저 임금을 받더라도 일하겠다는 생각을 가져야 합니다. 한 달에 100시간 정도 일하면 100만 원 정도의 용돈도 벌 수 있고 쓸데없는 잘못을 저지를 시간도 없습니다. 은퇴 후 삶에 대한 불안감을 불식시키려면 '체면과 자존심'을 버려야 합니다.

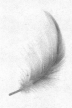

잘 정돈된 마음에 있어서 죽음은 단지 다음에 펼쳐질 대
모험에 지나지 않는다.

_J. K. 롤링

어떻게 살고
어떻게 죽느냐가 중요하다

저는 64세가 되었을 무렵에 암이 온몸에 퍼진 사실을 알게 되었습니다. 이 책은 그것을 계기로 〈마이니치신문〉에 '의료 프리미엄'이라는 제목으로 연재했던 칼럼을 엮은 것입니다. 암이 발견된 이후에 칼럼을 연재하긴 했지만 발견되기 이전부터 삶과 죽음에 대해 진지하게 고민했습니다.

의사로 일하면서 수많은 죽음을 지켜봤습니다. 고등학생 정도의 어린 학생부터 90세를 넘긴 초고령자에 이르기까지 많은 사람의 임종을 지켜봤습니다. 제가 젊었을 때는 희망이 없는 말기 암 환자에게 1분 1초라도 오래 살기를 바라면서 연명 치료를 시행했습니다. 당시는 '죽음은 곧 패배'를 의미한다는 분위기가 팽배했기 때문입니다. 환자에게 고통을 주는 심장 마사지나 인공호흡을 당연히 해야 한다고 믿었습니다.

일본인의 평균 수명이 점점 늘어나면서 100세 이상의 인구도 8만 명을 넘었습니다. 수명 연장으로 인해 치매 환자도 급격히 증가하고 있습니다. 누워서만 지내거나 음식을 삼키지 못하게 되면 연명을 위해 정맥 주사를 놓거나 코에 튜브를 꽂아 영양을 공급합니다. 그것도 여의치 않으면 위에 구멍을 뚫어 영양을 공급하는 요양시설도 있습니다.

2013년에 이런 과도한 영양 공급에 의문을 제기한 이시토비 고조 선생은 음식을 삼키지 못하게 되면 무의미한 연명 치료를 중단하고 환자가 자연스러운 죽음을 선택할 수 있게 하자고 제안했습니다. 그 이후로 초고령자에게 과도하게 영양을 공급하는 행위는 많이 감소했습니다.

저에게는 두 가지 소원이 있습니다. 하나는 부모를 먼저 보내고 아이가 성인이 될 때까지 사는 것입니다. 다른 하나는 아내와 아이보다 먼저 죽는 것입니다. 이 두 가지 소원만 이루어진다면 언제 죽어도 상관없습니다. 암으로 고생하고 있지만 두 가지 소원을 다 이룬 듯합니다. 게다가 암 치료법이 발전한 덕분에 마지막을 준비할 수 있는 시간도 가질 수 있었습니다.

더 이상 희망이 없을 때는 병원에 입원하지 않고 집에서 완화치료를 받으며 생을 마감하고 싶습니다. 저는 죽음을 패배라고 생각하지 않습니다. 그보다는 '어떻게 죽을 것인가'가 더 중요합니다.

초고령 사회로 진입한 지금은 삶뿐만 아니라 죽음에 대해서도 생각해야 하는 시대가 되었습니다. 암과 함께 살아가며 '어떻게 죽을 것인가'에 대한 답을 스스로 찾아가는 과정을 여러분에게 알리고자 이 책을 썼습니다. 이 책을 읽고 자신의 삶과 죽음에 대해 진지하게 생각해보면 좋겠습니다.

이시쿠라 후미노부

옮긴이 최말숙
일본 도쿄 가쿠게이대학교 국제학부 아시아연구학과를 졸업하고 일본 종합상사에서 근무하며 통·번역 및 관리 업무를 맡았다. 글밥아카데미를 수료한 뒤 현재는 바른번역에 소속되어 출판 번역가로 활동 중이다. 옮긴 책으로는 《50부터 시작하는 하루 1분 기적의 스트레칭》, 《1일 1분 시력 운동》, 《돈에 강한 아이로 키우는 법》, 《더없이 홀가분한 죽음》, 《통증 안녕! 30초 스트레칭》, 《근육에 힘 좀 빼고 삽시다》 등이 있다.

나는 매일 죽음을
준비하고 있습니다

초판 1쇄 인쇄 2023년 12월 13일
초판 1쇄 발행 2023년 12월 20일

지은이 이시쿠라 후미노부
옮긴이 최말숙
펴낸이 이승현

출판1 본부장 한수미
와이즈 팀장 장보라
편집 김혜영
디자인 형태와내용사이

펴낸곳 ㈜위즈덤하우스 **출판등록** 2000년 5월 23일 제13-1071호
주소 서울특별시 마포구 양화로 19 합정오피스빌딩 17층
전화 02) 2179-5600 **홈페이지** www.wisdomhouse.co.kr

ⓒ 이시쿠라 후미노부, 2023

ISBN 979-11-7171-076-8 03510